LE MAGNÉTISME ANIMAL,

A L'USAGE

des Gens du Monde,

SUIVI DE

QUELQUES LETTRES EN OPPOSITION A CE MODE DE GUÉRISON.

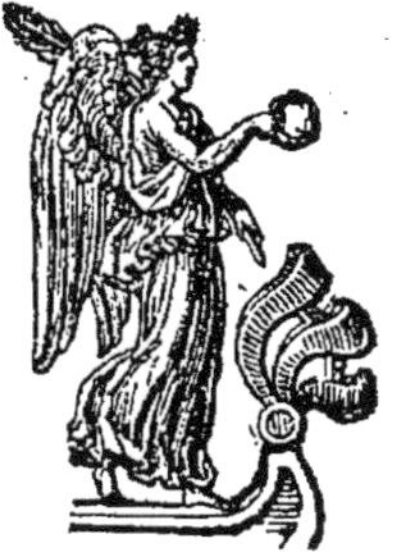

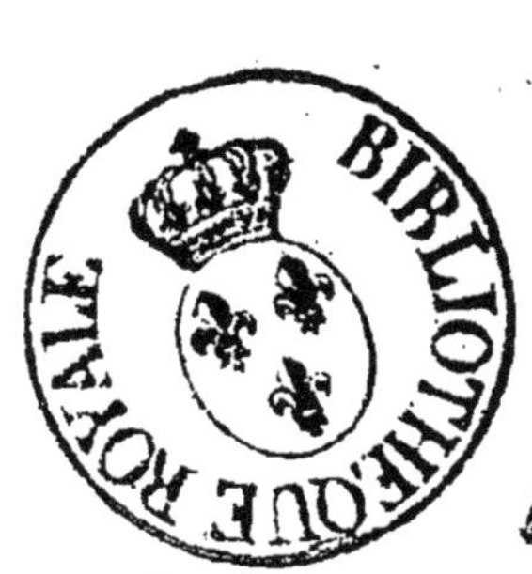

AU HAVRE,

CHEZ CHAPELLE, LIBRAIRE-ÉDITEUR.

———

1827.

HAVRE.—IMPRIMERIE DU COMMERCE, A. THOURET.

Le Magnétisme

ANIMAL,

A L'USAGE DES GENS DU MONDE.

Ire. PARTIE.

L'INTÉRÊT que nous portons au *Magnétisme animal* ne nous permet pas de garder le silence, après l'attaque dont il vient d'être l'objet. Il ne sera pas dit qu'il aura été exposé aux traits d'une polémique railleuse et subtile sans trouver bien ou mal un défenseur.

Je passe à la première lettre contre le Magnétisme, insérée dans la Feuille du Havre. (5 sept.)

Sous le titre d'*Histoire véridique*, l'auteur ne se fait pas scrupule de nous en donner une de façon. Selon lui, *Mesmer* était un aventurier, un jongleur, cherchant des dupes par tous pays. Aussi a-t-il soin de nous le représenter battant la campagne, et galopant avec son fluide, dont il ne sait que faire, et qui, soi-disant, finit par lui rester sur les bras. Il nous dit que sur quarante individus qui se firent initier à *l'Agent universel*, il en est un qui se fâcha, et voulut se faire rendre son argent. Il en est *un!* Grand triomphe sans doute pour le parti des incrédules; comme si, dans ce nombre que Mesmer enrôlait, il fallait s'étonner d'y trouver un réfractaire. C'est, il me semble, se montrer bien difficile. Certes! le sort de la vérité ne serait pas à plaindre, si le nombre de ceux qu'elle a pour ennemis se trouvait toujours dans le rapport d'*un* à *quarante*. L'exception dans ce cas confirmerait la règle. Mais l'historien rit et veut faire rire, il est pénétré de cette vérité: *Ut ridentibus arrideant humani vultus,* et c'est du meilleur cœur qu'il s'en acquitte, surtout à la vue de ce bâton levé et sous les coups duquel il croit voir expirer le *Magnétisme* naissant. Partout dans cette prétendue histoire, un impitoyable rire et qui semble être un besoin du tempéramment de l'auteur, s'exerce comme un dissolvant; tout change, se détériore sous sa plume maligne. Avec quelle ironie les choses du *Magnétisme* y sont défigurées! C'est un grand malheur pour les vérités nouvelles lorsqu'elles viennent à tomber en de telles mains; du reste cette lettre est fort piquante, et tout-à-fait dans le goût des rieurs de bonne compagnie.

L'auteur de la lettre du 14, car je ne la crois pas du même, est-il un transfuge du *Magnétisme*, ou un de ces adversaires récalcitrans que rien ne peut convaincre, et pour lesquels il faut une évidence à part, un *criterium* spécial? Je ne sais, mais j'incline à penser que c'est quelque faux-frère. Il badine trop bien sur les points fondamentaux de notre science pour n'être pas coupable, aux yeux du Magnétisme, du crime de haute trahison. Dans celle-ci la moquerie est poussée au dernier excès. Ce n'est pas cette grosse et franche hilarité qui tient à la force des poumons, et se fait entendre de loin, c'est quelque chose de plus coupable encore, et où se décèle un esprit mal intentionné. Sous la feinte ignorance de la chose, attentif à ne pas s'écarter, et poussant sa pointe en ligne droite, on voit combien il s'abstient d'élargir son sujet pour ne pas se compromettre. Au *fluide* seul il s'attache, il se cramponne.

Ces deux articles de critique montrent ce qu'on a vu tant de fois; c'est que ce n'est jamais sérieusement qu'on attaque le Magnétisme, et ceux qui s'en mêlent ont bien soin auparavant d'assembler les rieurs autour d'eux. Mais, dit Mme de Staël, le ridicule est une arme légère, et ce qui est *fort* tue le ridicule. Or je soutiens que les faits du Magnétisme ont ce caractère. Toutefois les plaisanteries ne sont pas plus des argumens que les injures, répétant avec Pascal qu'il est plus facile de trouver des *moines*, c'est-à-dire des rieurs, que des raisons. En vérité, quand on y songe, il est glorieux pour le Magnétisme d'avoir de tels ennemis.

Et pourtant il n'y avait rien dans la lettre de M. C...., qui pût révolter la raison, ni exciter la verve des deux critiques. Là le *Magnétisme animal* se présente dans son appareil le plus simple, dégagé de tout merveilleux, dépouillé de sa *lucide* auréole. Les faits allégués ne sont point de l'ordre surnaturel; pris pour ainsi dire à *rase-terre*, ils sont humbles et vrais.

Quoi de plus simple? Un homme a magnétisé, un homme a soulagé son semblable... Mais vous qui vous inscrivez en faux contre la nouvelle doctrine, qui ameutez les rieurs de toutes parts, où sont vos preuves? Avez-vous une assurance aussi positive de sa fausseté que les autres en ont de sa réalité? Et entre les uns et les autres qui prononcera? je vous le demande, tous les faits arrivés dans ce monde sublunaire n'ont-ils pas été tour-à-tour dans le même cas? Attestés par ceux qui les ont connus les premiers, et niés par ceux à la connaissance desquels ils n'étaient pas encore parvenus. D'où venez-vous, pour être si peu au courant? Déjà le Magnétisme a fait le tour du monde, déjà il vous entoure, il vous presse comme son fluide, et, précisément parce qu'il frappe à votre porte, vous restez enfermé dans vos doutes sans souffrir que la moindre clarté les dissipe. Vous vous contentez de dire ironiquement que *s'étant fait jour à travers ses ennemis, il est venu prendre position au sein de l'académie de médecine.* Oui sans doute, il fera plus, il s'y installera, et un jour, vous vous conformerez à ses arrêts.

L'académie de médecine, il est vrai, n'est pas encore la conquête du Magnétisme; mais il nous semble qu'il y a là une grande présomption en faveur de la nouvelle doctrine, et c'est déjà beaucoup pour elle, après avoir essuyé tant de traverses, d'y trouver sûreté et protection. La conduite hospitalière de ce corps savant est celle que tout homme sensé doit tenir : attendre pour juger. Imitez donc cette grave compagnie qui, loin de précipiter son jugement, procède en silence, accueille tous les [documens, et prépare ainsi le triomphe de la vérité.

Il ne s'agit pas de repousser le Magnétisme, parce qu'il semble contraire à toutes les notions reçues; parce que sa théorie blesse en apparence les principes de la saine physique et ceux de la médecine, et que jusqu'à présent on n'a pu le rattacher à rien. En dépit des clameurs de la multitude, et des fins de non recevoir opposées par les corps savans, les faits dans leur indestructibilité n'en demeureront pas moins là, protestant toujours contre l'aveuglement qui les aurait bannis.

Il suffit de le remarquer : à sa naissance on s'efforçait de l'étouffer comme un monstre d'imposture; maintenant on lui ferait volontiers grâce s'il se contentait seulement d'endormir. Il serait beaucoup plus sage de l'étudier, de le suivre dans des développemens, que de combattre ce qu'on ne connaît pas. De quelle force peut être ici l'autorité des savans? Ne savons-nous pas, si l'on en excepte un petit nombre doué de cet esprit philosophique si nécessaire à la recherche de la vérité, combien les préjugés de la science ont d'empire sur ces hommes? Qui sait si la découverte de Mesmer ne vient pas révéler un nouveau point de vue, un nouveau côté de la nature, un autre ordre de connaissances, dont il faudrait trouver le point de suture avec les autres connaissances.

humaines, car tout se lie, se tient dans la nature; toutes les sciences sont sœurs ?

Dirons-nous aux deux critiques que ce Magnétisme, tourné par eux en dérision, est une chose populaire en Allemagne, qu'il est admis comme traitement dans les hospices. S'il y avait à reprendre à l'occasion de la lettre qui a donné lieu à tout ceci, ce ne sont pas les faits signalés, mais uniquement le tort d'avoir parlé du Magnétisme d'une manière insolite. L'auteur devrait savoir que ce moyen de guérison n'est pas reconnu chez nous, et que les médecins, nos ennemis naturels, sont encore trop en nombre.

.... *Sed illos*
defendit numerus , junctæque umbone phalanges.

Entretenons au fond du sactuaire de la science le feu sacré de la vérité sans l'exposer aux insultes du dehors. Le Magnétisme est encore dans l'adolescence; il y a de l'imprudence à le pousser dans la mêlée, avant qu'il ait pris la robe virile.

Si la science de Mesmer demeure incertaine et flottante dans son destin, si une partie du monde la repousse encore, tout cela est moins encore l'ouvrage des incrédules que celui des Magnétiseurs. Ceux-ci, transportés d'un enthousiasme qu'ils n'ont pas toujours su maîtriser, ont trop présumé de la nouvelle découverte, et, comme les faits tenaient du prodige, ils n'ont plus mis de borne à sa puissance, aussi qu'est-il arrivé? C'est que les Magnétiseurs, pris au mot sur les merveilles prétendues du somnambulisme, n'ont pas toujours su les reproduire avec succès pour leur justification, et l'attente des uns étant trompée, on n'a pas manqué de crier au charlatanisme des autres. Mais la vérité doit-elle souffrir de cette inconséquence et dépendre du succès de deux ou trois expériences! tel est le pouvoir magique de la nouveauté qu'elle saisit tout d'abord l'imagination, laissant loin derrière elle la raison et l'expérience.

Particulièrement à cause de ces faits merveilleux, cette science doit être modeste et sans prétention dans sa marche ; et même en prenant la chose dans le sens strict du mot, le Magnétisme n'a pas encore le caractère de science, il n'a qu'une théorie hypothétique, fondée sur les données de quelques somnambules. Science abstruse que la rareté des faits qui seraient propres à la faire avancer, tiendra toujours loin de la portée de l'œil de l'observateur.

Si cependant cette science, qui n'en est pas encore une, était intermédiaire et fondée sur les rapports intimes par lesquels le moral se lie au physique dans l'homme, elle serait de la plus haute importance. Le savant *Cabanis*, malgré tous ses efforts, toutes ses profondes recherches, n'a jamais pu rattacher l'un à l'autre ces deux empires ; il les cotoye, si l'on veut, dans leur marche parallèle ; il en remarque les influences réciproques, mais sans pouvoir y découvrir le plus petit point d'attouchement. Là en effet est un abîme de séparation. Les physiologistes sur une rive, les métaphysiciens sur l'autre, n'ont pu trouver d'endroit guéable, ni établir aucun point de communication, et la grande question de l'union de l'âme avec le corps est demeurée jusqu'ici insoluble.

Entre les physiologistes et les idéalistes, interviennent maintenant les Magnétiseurs, avec leur substance mixte, élémentaire, laquelle participant à la fois des deux natures en serait le nœud primitif ; et la volonté, à la disposition de laquelle se trouve le *fluide* vital, serait elle-même ce pouvoir qui jette un pont volant sur l'abîme.

Nous allons passer à la seconde partie, en touchant quelques points du Magnétisme.

IIE. PARTIE.

DU POUVOIR DE LA VOLONTÉ.

Si l'on intéroge un somnambule sur son état et sur les causes de cet état, il vous répond que c'est par la volonté de son Magnétiseur, volonté qu'il *sent*, et dont il ne peut secouer le joug. Or, si tel est le témoignage de tous, il faut bien croire que la volonté est ici pour quelque chose. Il est impossible d'établir *le Comment*, *le Pourquoi* par le raisonnement, mais c'est une question de fait qui est résolue par l'expérience. Voilà ce qui met en insurrection ceux qui voient tout dans la *rhubarbe* et le *Séné*. Cette faculté prédominante est pour ainsi dire le *Clocher* qui sert de point de mire à tous les brocards, quolibets, calembourgs et autres projectiles à l'aide desquels on prétend raser le Magnétisme. Veuillez considérer les effets de la volonté sur l'ensemble de notre organisation ; savez-vous comment nos mouvemens sont excités par ses déterminations ? Des physiologistes ne vous ont-ils pas dit déjà qu'il y avait un principe vital, un fluide qui parcourait les nerfs. Cela étant, quelle difficulté que ce fluide que nous devons avoir en surabondance, rayonne dans tous les sens, et passe chez un autre, lorsque la volonté lui donne une direction ! Pourquoi ne s'étendrait-il pas au-delà de nous-mêmes, si un être organisé comme nous vient servir de prolongement à nos organes ? « Considérez, dit M. Deleuze, le Magnétisé comme » faisant partie de son Magnétiseur, et vous ne serez plus étonné » que la volonté de celui-ci agisse sur lui, et détermine » ses mouvemens. » Dès que nous admettons chez nous une cause par laquelle la volonté fait agir notre corps, rien ne répugne à la raison que cette *cause* prenne plus d'extension, et passe de nous à un autre par la voie du contact. C'est une chose très-probable que le *fluide nerveux*, ayant reçu l'impulsion vibratoire, courant d'abord par les organes du Magnétiseur, transmet et propage ses ondulations chez le Magnétisé, dont le fluide, qui lui est propre, se réveille pour se marier, se mettre à l'unisson avec le premier. Les deux fluides ainsi joints et accordés, Magnétiseur et Magnétisé entrent pour ainsi dire en danse; alors s'établit par des rapports simultanés et harmoniques une espèce de *fandango* magnétique. Mais si l'on veut bien comprendre l'action de la volonté, il ne faut voir dans la personne du Magnétisé qu'une *rallonge* du Magnétiseur.

DU FLUIDE MAGNÉTIQUE.

C'EST une chose digne de remarque, et qui atteste le génie de Mesmer, que l'existence du *fluide* a été reconnue par cet homme célèbre, sans le témoignage des somnambules. Il le trouva par cet instinct du génie qui fit découvrir à Cristophe Colomb un autre Continent, à Gallilée, le mouvement de la terre autour du soleil. Le phénomène du somnambulisme artificiel, inconnu à Mesmer, est venu confirmer à M. de Puységur la vérité d'un fluide universel.

O pour le fluide, il sera long-tems en guerre avec les ennemis du Magnétisme, et il y a peu d'apparence qu'il obtienne de sitôt le droit de bourgeoisie; c'est un intrus qu'on veut mettre dehors. Nous avons, disent ils, assez de fluides comme cela, nous vous remercions du vôtre. Le *fluide* de l'air est nutritif, le *fluide* calorique entretient notre chaleur naturelle, et le *fluide* lumineux nous éclaire. J'en conviens, mais la Providence a fait plus, car en voici un qui est *curatif* : c'est le *fluide* magnétique. *Si casus lecto te affixit, ut te suscitet, ac reddat natis, carisque propinquis.* Est-ce parce qu'il vient tard qu'il est l'objet de vos dédains? N'en doutez pas; il a avec ceux-ci quelque degré de parenté; et dussiez-vous ne voir en lui qu'un *arrière petit fluide* que l'état imparfait de la science a tenu jusqu'ici dans un lointain obscur, vous devez lui faire place.

Mais selon les fins de la Providence, ce *fluide* soutient sans doute la concurrence avec les autres, et puisque la nature a le vide en horreur, qui vous dit que celui-ci n'est pas pour remplir les *jours* laissés par les autres; qui vous assure que son extrême finesse et ténuité ne le rend pas propre à boucher les interstices entre les molécules des autres fluides beaucoup plus épais?

D'un autre côté, il faut se figurer que la nature entière est le réservoir commun de ce grand agent de guérison, et que, comme il a l'avantage, par son peu d'embompoint, de passer librement à travers tous les corps, et de s'y maintenir en équilibre, il leur communique plus ou moins, par une sorte d'aimantation, de ce fonds de propriété *curative* qui lui est essentiel. De là résulte sans doute cette diversité de vertus médicales dans les substances du ressort de la médecine.

Que fait en conséquence le Magnétiseur? Au lieu d'aller, comme le médecin, chercher son principe de guérison à travers *la contusion*, *la pulvérisation*, *la coction*, *l'infulsion*, enfin *l'amalgame* des substances, où il est déjà à moitié tué par la brutalité des procédés; il le prend dans sa pureté native à la grande source, et dans laquelle il se trouve à l'état libre. Procédé simple qui met une grande distance entre la médecine des Magnétiseurs et celle des médecins actuels, distance égale à celle qui sépare *l'abstrait* du *concret*. Achevons de rendre la chose plus sensible.

Si, par exemple, le gaz hydrogène se trouvait comme notre agent, répandu dans la nature, et en pareil état de pureté et liberté, certainement nos entrepreneurs d'éclairages par le gaz ne s'amuseraient pas à l'extraire des corps, à l'accumuler à grands frais sous de vastes cloches, ils iraient au réservoir d'abondance. Eh bien! c'est ce que les Magnétiseurs plus heureux que les éclaireurs font tous les jours. La nature entière est pour eux le grand gazomètre, la voûte céleste, la grande cloche qui couvre et retient le fluide ici bas. Pour eux le fluide est tout distillé; ils n'ont besoin ni de foyer, ni de combustible, ni n'appareil. De l'action dans les *bras*, et un peu de bonne *volonté*, et puis tout est dit. Le médecin au contraire est obligé d'entrer dans des préparations fort douteuses, et dont la plus grande vertu est encore la *foi* du malade.

Quelle propriété d'ailleurs peut conserver une malheureuse plante, passée au scalpel chimique; un reste de goût peut-être, un je ne sais quoi qui n'a plus de nom, qui s'évapore en chemin, c'est-à-dire dans le trajet que le médicament fait de l'officine du préparateur à la chambre du *gissant*.

Beaucoup se sont récriés contre l'existence d'un *agent universel*, d'un *fluide*, en un mot, qu'ils considèrent comme une chose aussi absurde que les atômes d'Epicure. Mais qu'importe après tout qu'il y ait un *fluide* ou non. La vérité pourtant est qu'à laide de certains procédés mécaniques, soutenus et aidés de la puissance de la volonté, on produit le phénomène du somnambulisme. Lors même que l'existence de ce *fluide* ne nous serait pas attestée par nos somnambules, la supposition en serait toujours admise en théorie pour le besoin du raisonnement. Avec bien plus de raison, la même chicane pourrait être faite au physicien - chimiste pour son système *moléculaire;* car où a-t-on vu qu'il y eut des *molécules intégrantes et constituantes?* Dans la *cristallisation*, n'admet-on pas que la forme affectée par les différens cristaux tient primitivement à celle de leurs molécules, de telle sorte qu'on a beau les briser, les pulvériser, les persécuter, toujours le mêmes caractères se représentent.

MODIFICATIONS DU FLUIDE.

Nous avons fait voir que tous les corps, en livrant passage au fluide, étaient modifiés par lui; nous devons dire aussi qu'à son tour il est modifié par eux, ce qui veut dire qu'il n'en sort pas comme il y est entré; et même on pourrait avancer, si on le suit dans toutes ses transformations, qu'il y en a autant d'espèces qu'il y a de corps traversés par lui. Ainsi, entre les Magnétiseurs le *fluide magnétique* varie; celui de l'un n'est pas celui de l'autre; il y a *fluide* et *fluide*. Il est tellement inhérent et propre à la personne, qu'à la rigueur il pourrait porter son nom; et ce qui est une plaisanterie pour l'auteur de la seconde critique, a dans le *fin* de la science un fondement réel: tant il est vrai, comme l'a dit un grand homme, que du sublime au ridicule, le pas est petit. Il y a tel magnétisant dont, au dire du somnambule, le fluide qui en provient est mal sain, détestable au goût. J'ai vu un Magnétiseur sortir d'une séance avec des tranchées affreuses; un autre, de bien portant qu'il était, tomber malade, tant l'efficacité du remède ne se dément pas. Outre que ses qualités changent, et qu'il est indigeste pour nombre d'estomacs; il prend des apparences diverses aux yeux des somnambules : je dis *aux yeux*, c'est figurément, car ils ne voient pas par cet organe; pour l'un il affecte une couleur bleuâtre, pour l'autre, pourpre, etc. Il est susceptible de porter une mauvaise odeur; un somnambule dans le moment de la crise accusait le *fluide* de son Magnétiseur d'avoir un goût de *pourri*, et, *interrogé* aussitôt sur la cause, il répondit que cela venait du milieu, par lequel le fluide avait passé.

C'est cette spécialité dans l'application qui donne tant de rareté aux phénomènes. Il faut un grand concours de circonstances, fondées sans doute sur des analogies que nous ne connaissons pas. Ce n'est qu'en tatonnant, et après une foule d'infructueux essais, que l'on peut rencontrer cette concordance si désirable. S'il y a une *harmonie préétablie*, c'est assurément dans le Magnétisme *animal*.

DU PETIT ET DU GRAND COURANT.

Cette partie du Magnétisme n'est pas plus épargnée que je reste; c'est, selon nos adversaires, la chose la plus risible, celle sur laquelle pleuvent tous les traits du sarcasme. La *pantomime* des *passes* et *contre-passes* sera, pour ces esprits enclins à la satyre, un éternel sujet de s'égayer; mais eux-mêmes, comme médecins ou pharmaciens, sont-ils plus heureux? En dépit de la gravité souvent lugubre de leur profession, n'ont-ils pas des côtés saillans qui donnent prise au ridicule, *perpetuo risu pulmonem agitare solet*, et sur lesquels nos poètes comiques se sont exercés. *Mirandum est unde oculis sufficit humor.* Il faut savoir que les passes sont des espèces de *frictions*, que la *pose* de la main sur une partie malade est un emplâtre ambulant qui, selon M. Pechlini, *Calore salubribusque effluviis plurimum potest*, et qui pour être plus simple, n'en est pas moins respectable : D'ailleurs n'y a-t-il absolument que la graine de... pour cela? Quel préjugé de croire que ma *main* et ma *volonté* ne le puissent disputer à de chétives plantes! Encore ces végétaux, comment agissent-ils? Par un principe recelé dans leur contexture, par un *fluide* en un mot, puisque ce principe ne peut être saisi par nos sens; et cela est si vrai, qu'une substance peut perdre toutes ses propriétés médicales, sans diminuer de son poids. Il n'y a donc que son essence, ce qui nous ramène au fluide. Or, en promenant les mains tout le long du Magnétisé, on ne fait autre chose que faire courir le *fluide* d'un *pôle* à l'autre de la personne, c'est-à-dire de la tête aux pieds, sens naturel que le véhicule prend dans sa course rapide, et dont on ne peut changer la direction, même en magnétisant à *contre-poil*. La raison de ce fait est que tout part du siège de la volonté.

Pour magnétiser avec quelque succès, il faut être animé d'un sentiment de bienveillance pour la personne, agir sur elle avec la ferme intention de lui procurer du soulagement, soutenir l'action par une volonté plus constante que forte. Que si le Magnétiseur n'apporte pas toutes ces conditions morales, il verra son *fluide* s'écouler en pure perte. L'action sera douce, continue; car tout effort est nuisible et détourne les effets.

Voulez-vous faire du Magnétisme comme on fait de la physique amusante, vous gâtez tout. Y venir avec des idées étrangères au but de guérir, c'est risquer sa peine et son tems. Celui qui s'en mêle dans la vue de satisfaire une vaine curiosité ne peut faire que du mal, parce que, ambitieux de réussir, il pousse le fluide avec violence; il lui donne trop de rapidité, et qu'en en élevant la température en *chauffant* trop son *sujet*, il l'expose à une crise dont l'explosion ne tarde pas à se manifester. Lors même que les *parois* internes du patient ne seraient pas rompus par l'extension de l'élément introduit, les suites sont que le fluide se dénature, se décompose. On a beau faire, il se ressent toujours du *coup de feu* qu'il a reçu, d'où résulte pour la personne qui s'en abreuve, un goût de brûlé. Si vous voulez un beau *fluide*, clair et net, loin d'ici tous ces manipulateurs robustes dont les mouvemens athlétiques, comme une vraie pompe foulante, accumulent, par des procédés informes et bourrus, un élément dont ils ne connaissent pas les dangereux effets.

Plaisante chose d'exiger qu'on fasse abnégation de toute raison ! Une médecine qui fait une pareille demande est jugée absurde. *Croyez*, dit-on, et vous serez guéri. Toutefois ceux qui tiennent ce langage ont-ils bien réfléchi ? Ils nient donc toute espèce d'influence du moral sur l'organisme, et la double existence physiologique et intellectuelle de l'homme. Ils conviendront facilement qu'il est des états de l'âme plus ou moins favorables, plus ou moins contraires à telle disposition de nos organes. N'a-t-on pas vu quelquefois des malades imaginaires? Or, si la crainte d'être malade rend malade, pourquoi la confiance n'aurait-elle pas un effet contraire? La foi demandée ici n'est pas une foi vive qui rend l'âme active, c'est au contraire un état passif, indolent, qui ne va pas plus au-devant du Magnétisme qu'il ne lui résiste, qui ouvre les voies au fluide. Si le sujet remue sa volonté, tout est perdu.

« Le fluide magnétique, dit M. Deleuze, s'échappe continuel-
» lement de nous : Il forme autour de notre corps une
» atmosphère qui, n'ayant point de courant déterminé, n'agit
» pas sensiblement sur les individus qui nous environnent;
» mais lorsque notre volonté le pousse et le dirige, il se meut
» avec toute la force que nous lui imprimons; il est mu
» comme les rayons lumineux envoyés par les corps enflammés »
La conséquence de ceci est fort claire, si le sujet qui doit être le récipient du fluide y met de la volonté; il met son propre fluide en mouvement, lui qui en pousse n'est plus dès lors apte à en recevoir; Les deux fluides se *contrecarrent*.

DANGERS DU MAGNÉTISME.

Physiquement le Magnétisme traîne à sa suite les plus grands dangers; surtout lorsque son application est intempestive. Il est pour les constitutions délicates, nerveuses, une médecine irritante dont rien n'égale les ravages. En les chargeant du fluide, on porte le dérangement dans toutes les parties internes, dérangement qui, lorsqu'elles sont ainsi poussées hors des *gonds*, s'annonce au dehors par des attaques convulsives. Le sommeil magnétique ne doit pas résulter de la fatigue, de l'abattement des organes sous l'action violente du Magnétiseur, il doit gagner le sujet ; c'est encore ici le *Quies gratissima serpit* de Virgile, ou le *suœdere somnum ou somno*. Du côté moral, il peut mener à d'étranges conséquences; car on a vu trop souvent, par ce haut degré d'amour du prochain, auquel doit s'élever le cœur du Magnétisant pour opérer avec succès, le Magnétisé prendre pour son Magnétiseur un vif degré d'attachement, d'où il est résulté quelquefois des effets d'une *nature* différente de ceux qu'on avait droit d'attendre du Magnétisme. Or, comme ce sont presque toujours les femmes que l'on magnétise de préférence, comme elles sont principalement le *gibier* du Magnétisme, nos ennemis n'ont pas manqué de gloser sur ce chapitre, et les Magnétiseurs ont été présentés comme des charlatans ou des séducteurs; inculpation grave qui tombe moins sur la chose que sur ceux qni en font un si criminel abus.

LA LUCIDITÉ.

Nous voici arrivés à la partie la plus curieuse et la plus importante du Magnétisme, celle dont l'existence phénoménale en a le plus empêché la propagation, partie la plus recommandable et la moins recommandée. La *lucidité* a fait plus de tort au Magnétisme que tous les charlatans ensemble, depuis Cagliostro jusqu'à nos jours; partout elle nous a suscité des ennemis. L'admission du Magnétisme se ferait sans difficulté auprès de bien des gens, si l'on voulait permettre de laisser de côté ce point miraculeux, qui d'ailleurs ne saurait faire fortune en ce siècle tout positif, où une froide raison vient toujours interposer ses calculs.

Quel est, disent nos *matérialistes*, cet état *borgne* d'un être qui dort et veille tout à la fois? Cette propriété qu'a l'âme de ressembler à une *lanterne sourde*, serait-elle une *phorphorescence*? Et le *fluide* insufflé une espèce d'oxigène des plus purs, servant d'aliment a un nouveau genre de combustion? de telle sorte que le Magnétiseur pourrait se dire *Fungar et vice follis*. Quoi! Tandis que le sommeil tient dans l'engourdissement une partie des facultés de l'âme, il en est une autre qui, s'éveillant tout à coup du sein des ténèbres, et au moindre souffle du fluide vital, s'élève comme un fanal ardent, et répand sa clarté sur toute la nature, à tel point que le somnambule voit visiblement les caractères de ce grand livre. Oui, sans doute.

La lucidité est cet état où l'âme dégagée des entraves des sens, n'ayant d'autre sentiment que celui de sa propre existence, et jouissant de l'indépendance des esprits purs, semble retourner de son vivant dans le sein de ce grand être. Le fluide universel, son élément la met en rapport avec tous les objets qu'elle aperçoit à des distances incalculables, et même à travers tous les corps, quelque soit leur opacité. En possession de la nature entière, elle la voit sous une forme limpide et transparente comme le cristal de l'onde. La connaissance des choses lui parvient par l'intermédiaire et sur les ailes rapides du fluide dont rien n'égale la vitesse. Élargie de sa prison corporelle, libre comme l'élément subtil où elle nage, elle est accessible à toutes les notions; rien ne lui est étranger; elle voit, elle saisit le visible et l'invisible sous mille faces diverses; ainsi que le pensent un grand nombre

de partisans qui comptent parmi eux les génies du premier
ordre, tels que Pythagore, Hyppocrate, Démocrite, Socrate,
Xenophon, Platon, Aristote, Cratippe, Possidonius, Sophocle,
Ennius, Cardan, Agrippa, Descartes, Gassendi, Vallemont,
Duguay-Trouin, Pitcarne, etc.

La fameuse secte des Stoïciens soutenait la réalité des pressen-
timens par l'intervention des songes. Ces philosophes disaient que
comme les Dieux entendent sans oreilles, et voient sans yeux, de
même l'âme des hommes pendant le sommeil, étant séparée des
sens et de la matière, voit des choses dont elle serait privée
pendant la veille; que c'est par cette espèce de dégagement
qu'elle voit et sent les choses présentes, quoiqu'éloignées, et
prévoit les choses futures. *Ciceron, liv. de la divination*, n° 58.

Ecoutons une grande autorité en cette matière; c'est Mesmer :

« Un fluide répandu dans la nature établit une commu-
» nication entre les êtres, et pénètre tous les corps; lorsque
» les sens extérieurs sont assoupis, le fluide continue d'agir
» sur nos nerfs, et devient le seul véhicule des sensations;
» il n'y a rien d'étonnant qu'une personne dont les nerfs
» sont dans une irritabilité excessive, dont la faculté de
» sentir s'est retirée des organes extérieures pour se concentrer,
» soit dans un point du cerveau, soit à l'épigastre, puisse
» avoir la conscience de ce qui se passe dans un lieu éloigné,
» comme nous avons celle de l'ébranlement des corps sonores. »
Nous pourrions citer même Aristote; mais la lucidité ne peut
s'expliquer qu'en admettant dans l'homme un *sens interne* qui
est en rapport avec toute la nature par le moyen d'un *fluide*
subtil, agissant sur lui comme la lumière sur nos yeux et dans
toutes les directions. Il peut, dans certaines circonstances,
acquérir une extrème irritabilité; alors il remplit les fonctions
de tous les autres, et nous rend capables, par sa prodigieuse
extension, des combinaisons les plus étonnantes. Ce sont les

phénomènes que présente cet état désigné de somnambulisme, lui ont donné lieu à une foule de croyances supersticieuses.

DE L'INSTINCT.

Comme l'instinct est une faculté qui joue un très-grand rôle dans le somnambulisme artificiel, nous ne pouvons mieux faire que de transcrire ici les réflexions à ce sujet de M. Chasen et de Puységur. La bienfaisante nature a doué chaque espèce d'animaux d'un instinct qu'elle lui a rendu propre, et par lequel les animaux se dirigent. Comment est-il possible que que l'homme ait été oublié dans le partage, et que cet être, que l'on dit si fort privilégié, soit le seul qui n'en ait point reçu ? On répondra peut-être que la nature a donné à l'homme la raison pour lui en tenir lieu ; mais cet échange lui serait-il réellement avantageux ? La raison n'est rien qu'autant qu'elle est développée par le commerce des hommes et formée par les leçons journalières de l'expérience. La raison d'un homme hors de l'état social, se bornerait à bien peu de chose, et par combien d'épreuves ne faudrait-il point passer ? Combien de dangers, de périls ne faudrait-il pas traverser, avant que l'incertaine et vacillante raison pût acquérir le tact toujours sûr et presque infaillible de l'instinct?

N'est-il pas plus naturel de penser que l'instinct dans l'homme doit être proportionné à ses prérogatives et à l'excellence de son être?

Ne serait-il pas mieux, dans l'ordre des choses, qu'il fût aussi distingué des animaux par son instinct particulier, qu'il est élevé au-dessus d'eux par son intelligence et par ses moyens physiques? Ouvrons les yeux, et nous verrons en lui ce même instinct avec le caractère que nous lui désirons; nous le trouverons dans les effets du somnambulisme, soit spontané, soit provoqué, surtout dans ce dernier, puisqu'il suppose une possibilité de perfectionnement. Pourrait-on en effet imaginer un instinct plus sublime , et qui tende le plus directement à laconservation des individus , que cette magnifique faculté dont l'homme est doué, de prévoir , connaître , juger , guérir ses maladies et celle des autres , sans le secours d'aucune science acquise, et par le seul emploi de ses moyens innés. Et pourrait- on en outre se réfuser à reconnaître ces facultés comme le véritable instinct accordé à l'homme par la nature , puisque , de même que l'instinct dans l'animal , elles lui sont manifestement innées ?

Il parait qu'en général l'instinct est le résultat de toutes les qualités sensitives dont les êtres sont doués , et qu'il est destiné à être l'agent principal de leur conservation. Il parait que sa finesse, que sa vivacité sont proportionnées, dans chaque être, au degré de sensibilité dont jouit le dernier ; qu'il est plus étendu et plus actif dans les espèces, à mesure qu'elles possèdent plus de moyens de sentir. Il parait que l'imagination, qui est vive, mobile et sensible par excellence ; ne saurait lui être étrangère, et que, chez les animaux, on peut en dernière analyse, considérer l'instinct comme étant la partie sensitive de l'imagination.

Il est, pour étayer ces conjectures, des considérations particulières qui peuvent leur donner quelque poids. Dans l'animal à sang rouge et chaud, il se trouve trois centres principaux dont l'action individuelle, les relations et la correspondance mutuelle fondent, caractérisent et maintiennent la sorte de vie dont il jouit. C'est d'eux qu'émanent incontestablement les phénomènes de vitalité qui sont propres à cette classe. Ces trois centres sont . le cœur, les poumons et le cerveau. S'il est vrai que l'instinct soit la partie sensitive de l'imagination , où irons-nous en chercher le siège ? Sera-ce dans le cœur ? Mais tout le monde sait que cet organe n'est qu'un muscle creux , dont la destination est d'être le grand mobile des liqueurs animales ; que pour tout le reste , il est purement passif. Sera-ce dans le poumon ? On sait également que l'on n'a rien de semblable à attendre des fonctions dont il est chargé. Le cerveau seul est reconnu généralement pour être le siège de l'entendement dont certainement l'imagination est une portion. (1) C'est donc le cerveau qu'il faut admettre essentiellement comme le siège de l'instinct. Si l'on veut nier que l'instinct soit la partie sensitive de l'imagination, alors qu'on me dise donc ce qu'il est et comment il agit.

Mais si l'instint est réellement ce que nous disons, s'il a effectivement son siège dans le cerveau, s'il fait partie constituante de l'imagination, et par conséquent de l'ententendement, quelle difficulté trouvera-t-on à ce que l'espèce qui, entre toutes, possède la plus grande masse d'entendement, possède aussi la plus grande étendue d'imagination, et partant puisse jouir de l'instinct le plus élevé et le plus lumineux? Des considérations, j'en conviens, ne sont pas susceptibles d'une démonstration rigoureuse et mathématique; le sujet n'en comporte point de pareilles; mais du moins elles portent tout le caractère des convenances logiques. Si on les applique à l'espèce humaine, on ne trouvera plus aussi étrange que je reconnaisse dans le somnambulisme, dont elle seule est en possesion, l'instinct qui lui est propre.

Si, en outre, on veut comparer, si l'on veut examiner ce qu'a de commun le somnambulisme avec ce que nous connaissons dans l'instint des bêtes, on verra que, comme ce dernier, il n'a besoin, pour s'exercer, ni des bons offices de la mémoire, ni de l'aide de l'instruction; que le somnambulisme, par exemple, est tout aussi apte, tout aussi habile à reconnaître et à juger un corps avec lequel on le met en rapport, que l'est la jeune bête pour distinguer l'herbe qui convient à sa nourriture, et à

(1) Qui peut douter que dans l'homme c'est le cerveau qui commande, jusqu'à un certain point, aux deux autres centres, et qu'il est le foyer de facultés, tant intellectuelles que sensitives.

éviter celle qui lui serait nuisible. On remarquera que, dans l'un et l'autre, la mémoire est exclue, ainsi qu'on a pu le voir par ce que j'ai dit de l'oubli absolu qui suit la crise du somnambulisme, et qui est le caractère spécifique de cet état. On jugera que si l'instinct de l'homme admet l'usage des autres facultés de l'intellect, que s'il les porte même au plus haut degré de lucidité et d'énergie, c'est à raison des causes ci-dessus énoncées; enfin on conviendra que ce phénomène est une conséquence naturelle des considérations que je viens d'exposer.

La plus grande différence qui existe entre l'homme et la bête, relativement à leur instinct respectif, consiste en ce que cette dernière jouit constamment du sien, tandis que l'homme en jouit rarement, et qu'il n'en est susceptible qu'en état de maladie; mais en revanche, l'homme a de plus, pour se guider dans la carrière de la vie, si non sa propre raison, du moins la raison et l'expérience des autres.

Qu'on me permette d'ajouter une reflexion à ce sujet. Dans les premiers âges du monde, lorsque les hommes étaient encore abandonnés à une inexpérience complète, qu'ils étaient ensevelis dans un défaut absolu d'instruction, avant que l'entendement et et la raison, ces deux guides de l'homme, fussent nés; c'est-à-dire avant que l'un et l'autre eussent acquis le développement nécessaire pour être utiles, quelle ressource avait l'espèce humaine contre les maladies qui pouvaient l'atteindre, et quel moyen restait-il à la nature pour parvenir à la fin qu'elle se propose sans cesse, qui est sa conservation et le maintien des êtres qu'elle a formés? On m'objectera sans doute que l'homme était dans le principe bien moins sujet aux infirmités qu'il ne l'est de nos jours; soit : mais très-certainement il y était sujet, témoin la Genèse elle-même, où le fatal arrêt se trouve prononcé.

Cependant il fallait un moyen pour que l'espèce humaine fut préservée, fut conservée; il fallait encore qu'il fût spécialement applicable au cas des maladies. Les propriétés qui caractérisent le somnambulisme remplissent très-parfaitement ces vues; observez qu'il ne peut même avoir lieu que dans ces cas. Pourquoi donc se refuserait-on à le reconnaître comme le véritable instinct de l'homme, lequel lui a été donné principalement pour remédier aux infirmités qui peuvent l'assaillir ? Le sort des bêtes , à qui leur instinct fait distinguer très-correctement quelles sont les plantes qui sont propres à les nourrir, celles qui peuvent les guérir, celles qui doivent les purger, ce sort, dis-je, n'eut-il pas été infiniment préférable à celui de l'espèce humaine, si cette dernière n'eut pas reçu un instinct pareil, ou même à raison de ses besoins plus étendus, et à raison de l'organisation qui la distingue, un instinct supérieur? La nature suffit à ce qu'elle demande.

LETTRE

Sur la DÉCOUVERTE du Magnétisme animal, à M. Court de Geblin, *par le* P. Hervier, *docteur de Sorbonne, etc.*

L'humanité est trop intéressée à la lettre que le R. P. Hervier m'a fait l'honneur de m'adresser sur la sublime découverte du docteur Mesmer, pour que je ne m'empresse de la publier. C'est ici l'ouvrage d'un homme de lettres, qui non seulement comme moi, doit la vie à un agent infiniment consolant et précieux, mais qui de plus sait le mettre en œuvre d'une manière infiniment heureuse pour les malades qui se confient en lui; et qui par conséquent est en droit d'en parler avec cette force et cette chaleur qui se manifestent dans sa lettre, qui embrasa tous ceux qui en entendirent la lecture dans la séance publique du Musée de Paris, le 13 novembre 1783.

Le Magnétisme animal est une de ces doctrines dont on doit se glorifier, qu'il faut faire connaître hautement, publiquement, parce que tous les hommes ont droit à ce qui est juste, et donné par la nature..il faut que ceux qui la connaissent aient autant de constance pour lui faire vaincre l'erreur et l'ignorance, que ses détracteurs en ont pour l'anéantir. L'honneur de la nation exige même que la vérité y trouve des défenseurs zélés. Heureusement le nombre s'en augmente sans cesse. Les efforts multipliés par lesquels on cherche à détourner l'attention du public, sont autant de puissans moyens amenés pour la gloire du docteur Mesmer. Si son agent n'était qu'une chimère, on ne verrait pas un si grand nombre de personnes occupées à le découvrir, ou à persuader qu'elles l'ont déjà trouvé. On dirait que l'ennemi du genre humain, désespéré de perdre ses victimes, leur lance des feux-follets pour les détourner de la lumière, et les précipiter dans l'abîme. Mais que devrait-on penser de ceux qui, contre leur conscience, appelleraient le bien, *mal*, et se joueraient de la crédulité de leur partisans pour se perdre avec eux ?

La lettre que j'ai eu le bonheur de publier, a été une cause de santé pour plusieurs ; celle-ci en augmentera le nombre, j'espère. En attendant qu'il plaise aux *Princes* de la *Terre* de faire triompher le Magnétisme Animal, pour le bonheur des Sujets que la Providence a confiés à leurs soins.

Voici l'extrait d'une relation des cures magnétiques opérées en Angleterre par Creatakes, le chevalier Dulfane, sur les maladies ci-après désignées : (1) paralysie, cécité, surdité, hydropisie, pleurésie, fièvres de tous genres, douleurs, douleurs sciatiques, tumeurs, cancers et écrouelles ; toutes ces maladies ont été guéries par attouchement. Les militaires et les grands seigneurs ne pouvaient y croire ; mais ils finirent par se rendre à l'évidence. La société royale de Londres, par l'organe de son président Robert Boyle, célèbre médecin, a soutenu la réalité de ces guérisons ; elles sont rapportées dans ses ouvrages, et elles se trouvent également citées par *Thouret*, dans l'encyclopédie, partie médecine, 38ᵉ livraison, 2ᵉ partie, page 467.

(1) Maladies attestées également guéries par un grand nombre de médecins et magnétiseurs français.

4

Plusieurs médecins ont prétendu que les cures magnétiques n'ont lieu que parce que l'imagination est frappée. Si cela était, combien de personnes devraient être guéries quand elles appellent auprès d'elles un médecin dont la réputation les a fixées, et qui, après l'avoir consulté, sont dans la joie par l'espérance d'être guéries, car souvent elles restent malades, même après avoir fait usage des remèdes ordonnés, au lieu qu'un bon Magnétiseur n'a besoin que de promener ses mains en divers sens sur un malade, pour le guérir, quand souvent même le malade n'a pas de confiance au Magnétisme.

Je voudrais que des cures aussi puissantes déterminassent l'attention des savans pour faire triompher une découverte qui assurera aux générations futures le caractère, le tempéramment et la vie naturelle de l'homme.

Une étude forcée, des veilles multipliées avaient altéré ma santé; je ne pouvais travailler que par intervalles, et jamais plus d'une heure de suite. Ma vue était affaiblie; j'éprouvais de violens maux de tête, des étourdissemens, des insomnies fréquentes, et une goutte sciatique au changement des saisons.

L'étude de la médecine ne m'avait découvert aucun remède efficace. La dissipation, les bains, les eaux minérales et les voyages m'avaient été inutiles. Je souffrais avec patience des maux incurables, tandis que la réputation du docteur *Mesmer* faisait des progrès dans la capitale. J'étais incrédule, et je le fus trop long-tems. Enfin, convaincu par des guérisons évidentes, mon espoir se réveille : je lus avec attention les principes du *Magnétisme animal*; cette science me parut sublime, et me fit prévoir la plus grande des révolutions.

« Un homme qui annonce le fluide, composant la vie et la
» santé, qui se vante de manier cet agent dont le Créateur s'est
» servi pour former les substances, qui déclare connaître son
» mouvement, sa marche, ses lois, ses influences; qui invite le

» publie à recevoir par son moyen une santé parfaite : Cet homme
» doit être le plus savant des hommes. Allons nous convaincre par
» notre propre expérience . »

Il m'accueillit avec bonté. J'espérais voir et toucher cet agent
si favorable; quel fut mon étonnement, lorsque je le sentis
opérer en moi une révolution subite ! J'éprouvai une chaleur
inconnue dans les entrailles, une transpiration dans toutes les
parties de mon corps; et pour l'instant, mes douleurs se
dissipèrent.

Cet essai détermina ma confiance; je n'eus plus de doute. Je
demandai à suivre le traitement.

Me voilà dans un nouveau climat. Une action étrange produit
en moi des effets singuliers; des chaleurs internes, des sueurs,
des éblouissemens, des mouvemens de fièvre. Je sens un agent
intérieur qui travaille ma santé. Après différentes révolutions, il
chasse les ennemis de mon corps; six semaines de combat lui
suffisent pour la victoire la plus complète.

C'est pour la répandre que je développe les douces images qui
ont enchanté mon esprit et mon cœur.

Nous sommes dans un siècle de découvertes qui annonce de
grands événemens. Des vérités importantes pour les Sciences se
manifestent chaque jour. Pourquoi s'efforce-t-on d'en combattre
certaines avant de les avoir examinées?

Admis à l'expérience du *Magnétisme animal*, environné d'un
grand nombre de malades qui s'étaient jetés dans les bras
de ce savant, parce qu'ils ne trouvaient plus de ressources
dans la Médecine ordinaire, je me livrais à toutes sortes de
réflexions sur les infirmités humaines, qui vont en croissant, et
l'impuissance des remèdes, qui augmente à mesure qu'on les
multiplie. Chaque malade me faisait frémir par son histoire. Que
serait donc celle des hôpitaux ! La douleur fuyait aux approches

du docteur *Mesmer*. Il venait exercer au milieu des malades, le pouvoir de la nature bienfaisante. Il propageait son agent, le faisait circuler dans l'assemblée, le transportait sur les maux des particuliers; par sa vertu, il restituait la chaleur, la force et la santé. Chaque jour, des malades, guéris par sa méthode, se retiraient les larmes aux yeux, pénétrés des plus vifs sentimens d'estime pour la profondeur de son génie, et de reconnaissance pour sa générosité.

Attendri par ce spectacle, je me disais : Voilà donc une découverte vraiment utile, qui assurera au genre humain des avantages inappréciables, et à son auteur une gloire immortelle. Voilà une révolution générale. D'autres hommes vont habiter la terre; ils l'embelliront par leurs vertus et leurs travaux; ils ne seront point arrêtés dans leur carrière par les infirmités; ils ne connaîtront nos maux que par l'histoire. Leurs jours prolongés agrandiront leurs projets. Ils jouiront des douceurs de cet âge si vanté, où le travail se faisait sans peine, la vie passait sans chagrin, et la mort approchait sans horreur.

Les mères auront moins à craindre les dangers de la grossesse. Elles mettront au monde des hommes plus forts et plus courageux, les élèveront sans peine, et préviendront les infirmités dont nous sommes accablés dès l'enfance. Elles leur donneront l'activité, l'énergie et les grâces de l'âge primitif.

Il résultera une nouvelle éducation, qui amènera un grand changement pour les sciences et pour les mœurs.

La découverte d'un nouveau Monde, un système philosophique et le génie d'un seul homme perfectionnera certains peuples, et ouvrira à l'esprit humain une vaste carrière de connaissances; que n'a-t-on pas lieu d'attendre de cette sublime découverte, de ce principe conservateur de l'homme, qui le délivre de ses infirmités, lorsqu'il est propagé, renforcé et conduit selon les lois du système universel auquel il appartient.

Les enfans élevés et entretenus dans une santé parfaite par la vertu de cet agent, seront plus adroits et plus robustes, ils s'attacheront d'une manière plus étroite à la tige qui leur aura communiqué le premier Magnétisme; et lorsqu'elle se flétrira, ils la vivifieront eux-mêmes; ils fortifieront la vieillesse de leurs mères, et leur rendront la douce vie qu'ils en auront reçue.

Les pères réjouis par leur quatrième et cinquième génération, ne tomberont qu'à l'extrémité de la décrépitude. Au moindre mal, on aura chez soi et dans soi-même un remède infaillible. Les sociétés ne s'assembleront que pour acquérir de nouvelles forces; en se donnant la main, on augmentera sa vigueur (1). Les glaces des appartemens répéteront la santé comme la lumière. Plus de remèdes insipides, plus de coupes rebutantes et empoisonnées, plus rien dans les hôpitaux qui révolte l'humanité, plus de choses qui effraient la nature. On parcourra doucement la carrière de ses jours, et la mort sera moins triste, parce qu'on y parviendra de la même manière qu'on s'avance dans la vie.

Les animaux et les plantes, également susceptibles de la vertu du Magnétisme, seront affranchis des maladies qu'ils éprouvent en société. Les troupeaux de la campagne se multiplieront plus aisément, les végétaux de nos jardins auront plus de vertus; les arbres, qui produisent les délices de nos tables, nous donneront de plus beaux fruits. Le génie de l'homme en possession de ce fluide, commandera peut-être à la nature des effets plus merveilleux : qui peut savoir jusqu'où s'étendra son influence? Ce que je viens d'annoncer paraît respirer l'enthousiasme : On saura un jour que j'ai ménagé la disposition actuelle des esprits, et que je suis demeuré au-dessous du sujet que j'avais à peindre. Des réflexions aussi consolantes m'ont engagé à chercher dans la doctrine Mesmérienne, si je ne m'abusais point. C'est un système aussi

(1) La vertu de la chaine qu'on fait au traitement du Magnétisme animal.

vaste que nouveau. Il est consigné jusqu'à présent dans vingt-sept propositions, et quelques écrits que l'auteur a adressés à toutes les académies de l'Europe, et dont il n'a reçu aucune réponse.

Il admet un fluide universel inconnu jusqu'à ce jour, essentiellement distingué de l'*électricité* et de l'*aimant*. Ce fluide pénètre et embrasse tout dans un mouvement perpétuel et alternatif, qui ressemble au flux et reflux de la mer : Son action s'exprime par l'*intension* et la *rémission* des propriétés de la matière. Il est la cause de l'influence du soleil, de la lune, des astres, de tous les corps co-existans. La connaissance de ce fluide et de ses lois répand de grandes lumières sur les obscurités de la physique, particulièrement sur l'attraction, l'élasticité, le flux et reflux de la mer, le feu, la lumière, l'aimant et l'électricité. Elle offre un système du monde qui répond à toutes les difficultés.

Si le docteur *Mesmer* eût vécu à côté de *Descartes* et de *Newton*, il leur aurait peut-être épargné bien des peines.

Ces deux grands hommes ont soupçonné l'existence de ce fluide universel. A quel point seraient-ils parvenus avec un tel guide ?

Le *plein* de *Descartes*, sa *matière* subtile, ses *tourbillons*, la manière dont il explique divers phénomènes de la nature, nous disent qu'il allait à grands pas à la sublime découverte du *Magnétisme*.

» Ce serait ici le lieu où *Newton* dit d'ajouter quelque chose
» sur cet espèce d'esprit très-subtil qui pénètre à travers tous les
» corps solides, et qui est caché dans leur substance : c'est par la
» force et l'action de cet esprit que les particules des corps
» s'attirent mutuellement aux plus petites distances, et qu'elles
» cohérent lorsqu'elles sont contigues ; c'est par lui que les corps
» électriques agissent à de plus grandes distances, tant pour
» attirer que pour repousser les corpuscules voisins ; et c'est
» encore par le moyen de cet esprit que la lumière émane, se

» réfléchit, s'infléchit, se refracte et échauffe les corps; toutes les
» sensations sont excitées, et les membres des animaux sont mus,
» quand leur volonté l'ordonne, par les vibrations de cette
» substance spiritueuse qui se propage des organes extérieurs des
» sens par les filets solides des nerfs jusqu'au cerveau, et ensuite
» du cerveau dans les muscles. Mais ces choses ne peuvent
» s'expliquer en peu de mots, et on n'a pas fait encore
» un nombre suffisant d'expériences pour pouvoir déterminer
» exactement les lois selon lesquelles agit cet esprit universel. »

Si le docteur *Mesmer* a fait ces expériences, et a trouvé dans
la nature la théorie de la nature même.

Cet agent universel qui travaille perpétuellement la matière,
répand la vie et la santé; ses phénomènes les plus frappans
s'observent dans la médecine, et c'est par elle que le docteur
Mesmer en prouve l'existence et les propriétés.

Voici comment j'envisage sa doctrine médicinale.

Tout est simple, tout est uniforme dans la nature; elle produit
toujours les plus grands effets avec le moins de dépense possible;
elle ajoute unité à unité; il n'y a *qu'une vie, qu'une santé, qu'une
maladie*, par conséquent *qu'un remède*.

La plupart des maladies nous ont paru différentes, parce que
nous n'en avons point examiné la théorie. Quelque soient leurs
causes, leurs crises et leurs effets, elles ne sont toutes qu'une
seule et même maladie; elles ont toutes un point central d'où
elles partent pour se diviser comme les branches d'un arbre qui
émanent d'un seul tronc, et tiennent aux mêmes racines.

La santé est l'harmonie des humeurs; la maladie est l'aber-
ration de l'équilibre; pour la détruire, il faut restituer au corps
humain l'ordre de la nature; ce qui se fait par le *Magnétisme
animal*.

(32)

Le docteur *Mesmer* nous l'a fait comprendre par une compa-
raison bien exacte, à laquelle peu de personnes ont réfléchi
profondément. « Une aiguille non aimantée, nous dit-il, mise en
» mouvement, ne reprendra que par hasard une direction déter-
» minée, tandis qu'au contraire celle qui est aimantée, ayant
» reçu la même impulsion, après différentes oscillations propor-
» tionnées à l'impulsion et au Magnétisme qu'elle a reçu,
» retrouvera sa première position, et s'y fixera. C'est ainsi que
» l'harmonie des corps organisés, une fois troublée, doit
» éprouver les incertitudes de ma première supposition, si elle
» n'est rappelée et déterminée par l'agent universel dont je
» reconnais l'existence : lui seul peut rétablir cette harmonie dans
» l'état naturel.

» Aussi a-t-on vu, de tous les temps, les maladies s'aggraver
» et se guérir avec et sans le secours de la médecine, d'après
» différens systèmes et les méthodes les plus opposées. Ces consi-
» dérations ne m'ont pas permis de douter qu'il n'existe dans la
» nature un principe universellement agissant, et qui, indépen-
» damment de nous, opère ce que nous attribuons vaguement à
» l'art et la nature. »

Toutes les maladies peuvent donc être guéries par le Magnétisme animal qui rétablit l'harmonie dans les corps organisés. Si
l'on guérit par l'air, par l'eau, par les plantes, par l'aimant, par
l'électricité ou par tout autre moyen, on ne guérit jamais que
par le Magnétisme qui se rencontre dans toutes ces choses, selon
les circonstances, plus ou moins renforcé.

Désormais la médecine sera pure et simple; elle consistera à
connaître les lois de cet agent, la manière dont il travaille les
corps humains, sa direction, ses courans, les moyens de l'accumuler, de le renforcer, de le transporter et de le communiquer.
On évitera donc les dangers des remèdes chimiques ou purement
botaniques.

Comme ce remède se trouvera entre les mains de tous les hommes avec la plus grande facilité, il rendra les guérisons plus sûres, plus promptes, et moins coûteuses ; les malades ne seront pas exposés aux méprises de ceux qui les serviront, au régime qui affaiblit la nature, ni à ces convalescences languissantes par lesquelles on expie l'aveugle confiance qu'on a donnée aux drogues.

Le docteur *Mesmer* a fait cette étonnante découverte en étudiant la médecine. Elève à l'école de *Van-Swieten* et de *Haen*, disciples du fameux *Boerhaave*, il s'est frayé une route nouvelle, et ce n'est qu'après avoir long-tems combattu les préjugés, qu'il s'est avancé dans la connaissance des vrais principes de la nature : éclairé d'un nouveau jour, ses observations lui ont fait sentir le profond système qu'il annonce.

Jaloux de transmettre les fruits de ses expériences, il a choisi la France pour les apprécier et les répandre.

La réputation dont elle jouit par ses succès dans les sciences, l'émulation qui règne parmi les médecins de la capitale, universellement reconnus pour réunir l'observation au génie, et la science à la réflexion, des motifs d'une estime plus particulière pour les Français ont fixé ce docteur parmi nous.

Il a d'abord joui de l'accueil favorable que la nation a coutume de faire aux étrangers. Son savoir et sa modestie lui ont gagné des partisans ; mais l'envie n'a pas tardé à lui susciter de puissans ennemis.

On lui aurait élevé des autels à Athènes et à Lacédémone ; on l'a couvert de mépris et de ridicule ; sa fortune, sa vie et son nom ont été exposés aux plus grands dangers ; il a subi le sort du fameux *Galilée*, poursuivi par le fanatisme de son siècle pour avoir soutenu le mouvement de la terre ; on l'a traité de visionnaire comme le célèbre *Harvey*, qui a fait la découverte de la circulation du sang ; (le roi d'Angleterre lui fit élever une statue) ; on l'a persécuté comme *Christophe Colomb*, qui découvrit le nouveau Monde ; enfin on l'a joué sur le Théâtre comme *Socrate*, pour le faire haïr du peuple.

Par quelle fatalité les vérités les plus essentielles éprouvent-elles le plus de difficulté pour s'introduire dans les différentes nations ? La plupart des corps chargés de l'instruction publique sont en possession de n'en admettre aucune qui leur soit étrangère, quelqu'avantageuse qu'elle puisse être ; c'est une marchandise prohibée qu'ils arrêtent aux barrières du royaume.

Rien de plus difficile que d'instruire une nation à demi-savante, fatiguée des efforts qu'elle a faits pour sortir d'une barbare ignorance ; si elle s'arrête un instant, on ne peut plus la faire avancer ; occupée à se considérer avec complaisance, elle regarde la route qu'elle a parcourue, sans songer à celle qui lui reste à parcourir ; elle se repose dans une fausse gloire qui l'enivre ; en vain lui parle-t-on de marcher pour faire de nouvelles découvertes ; elle s'endort et retombe dans l'ignorance. On conduirait plus aisément un peuple sauvage, tout d'une haleine, aux sciences les plus élevées. On remarque aussi que les découvertes les plus utiles ont moins de crédit et de faveur dans les pays qui les produisent, que dans les autres. On est étonné, par exemple, que l'art ingénieux d'instruire les sourds et muets, inventé depuis plus de 80 ans, fasse de plus grands progrès chez les nations voisines, qu'en France où il est né.

L'art de guérir par le Magnétisme animal n'a pu se développer avec liberté dans la patrie de son auteur. Aucune nation ne lui a fait un accueil favorable : cependant il doit faire un jour l'étonnement de tous les peuples. L'île de *Malthe* s'empresse à l'adopter ; et bientôt la voix de l'Univers l'appellera dans toutes les contrées.

On s'imagine bien que la cupidité, l'avarice, et peut-être des passions encore plus violentes n'auront rien oublié pour le ravir à son auteur. Le docteur *Mesmer* s'est vu plusieurs fois environné de spéculateurs avides et adroits ; son secret a manqué lui échapper, pour servir d'instrument au plus indigne monopole. Malgré les guérisons étonnantes qu'il opère chaque jour, on lui conteste l'utilité de sa méthode. Aujourd'hui plus que jamais, on veut voir pour croire; il y a même de l'esprit à ne pas croire ce qu'on voit. Tant la raison a fait de progrès parmi nous.

Le docteur *Mesmer* engage ses contradicteurs à se convaincre ou à les confondre. Pourquoi refusent-ils l'un et l'autre? Il leur présente ses principes, les appelle à ses expériences, leur demande d'adopter ou de refuser son système, d'éprouver en public sa méthode, de la comparer avec la médecine ordinaire; il s'expose à être déshonoré et consent à être puni, s'il succombe; on s'obstine, on évite le combat, on préfère une ignorance positive, une ignorance absolue sur ce qu'il y a de plus essentiel à la conservation des hommes. Quel encouragement pour les découvertes.

On a dit souvent qu'il devrait y avoir un Tribunal pour les juger. On éviterait bien des contradictions, des disputes et des erreurs. Les parties intéressées seraient entendus, les preuves examinées, et le public déciderait la question. Ce moyen préviendrait les cabales, garantirait l'opinion et assurerait le triomphe du génie créateur. C'est à ce Tribunal que le docteur *Mesmer* aurait reçu sa récompense. On l'a jugé d'après ses adversaires, qui, ignorant sa doctrine, ont préféré à la peine de l'étudier, le plaisir de le tourner en ridicule.

Pourquoi ne veut-on pas l'entendre? Il ne faut pas se compromettre avec un particulier. Quelle excuse! Est-il impossible qu'un particulier découvre une vérité; et un particulier, avec le seul soupçon d'une vérité aussi essentielle aux hommes, ne mérite-t-il pas une attention sérieuse?

Au milieu des orages il joue le plus beau rôle. N'est-il pas vainqueur en défiant ses ennemis qui s'éloignent? Est-il confondu parce qu'on le persécute? La science est-elle fausse parce qu'on la rejette? Que penser de la noble hardiesse avec laquelle il s'annonce aux savans et aux médecins de l'Europe? Pourquoi a-t-il choisi la France? Pourquoi vient-il sur ce théâtre de lumières et de philosophie annoncer avec tant de courage une découverte aussi extraordinaire? Est-ce audace ou confiance? Veut-il tromper les Français? Compte-t-il sur leur crédulité ou sur leur raison? Comment guérit-il les malades les plus désespérés? Comment leur procure-t-il subitement des crises? Voilà ce que ses adversaires, n'expliqueront jamais.

Ils attaquent des effets aisés à vérifier; ils accusent tout-à-la-fois celui qui les produit, les témoins qui les affirment, et ceux qui les éprouvent. On ne veut rien voir, on a décidé la chose impossible, absolument impossible, et le docteur *Mesmer* est jugé. Quel triomphe lui prépare cet argument d'impossibilité.

Des témoins de toutes les conditions, de tous les rangs, s'avancent en foule pour dire au public : nous avons vu, nous avons examiné, nous sommes convaincus. On leur répond hardiment : Vous n'avez pas examiné, on vous a trompé. Les malades se présentent-ils eux-mêmes avec les signes d'une guérison parfaite, on les regarde, on sourit, on leur dit aussitôt : vous n'aviez point de mal, votre imagination vous a guéri. Il faut donc avouer qu'on n'était pas malade, ou qu'on n'est pas guéri.

Si cette contradiction n'était pas aussi préjudiciable à l'humanité, nous nous contenterions d'en rire ; mais elle empêche qu'on n'adopte et qu'on répande un remède d'une efficacité incontestable contre les maux qui nous assiégent.

Vous le savez, *Monsieur*, le triomphe du docteur *Mesmer* ne dépend pas de l'opinion publique; il est dans sa découverte même; c'est par elle qu'il forcera les suffrages, dès qu'il la montrera, ses ennemis seront confondus. Il a refusé des avantages considérables; il possède et donne la santé. Qu'a-t-il donc à désirer? Le bien de l'humanité entière; il l'a demandé pour récompense, et lui a sacrifié un salaire personnel; ses ennemis ne peuvent le désavouer; il sollicite des établissemens publics, pour arrêter le cours des maladies, et il ne rencontre partout que des obstacles, tant il est difficile maintenant de faire le bien.

Sans la méfiance et le ridicule qui éloignent de lui, combien de gens vivraient encore? Les proches et les amis que nous pleurons feraient nos délices; il aurait peut-être dissipé les maladies des hôpitaux, des armées et du pauvre peuple; nous aurions un remède infaillible contre les épidémies qui ravagent nos villes et nos campagnes; et qui sait s'il n'aurait pas chassé loin de nous ces vapeurs mélancoliques, ces maladies noires qui brûlent le cœur, et qui conduisent quelquefois au suicide.

Si nous différons encore de profiter des bienfaits de ce savant médecin, nos descendans, tristes héritiers de nos infirmités, n'auront-ils pas lieu de nous maudire et de nous détester à jamais. Il paraît aujourd'hui que les médecins se rapprochent de son système. Accoutumés depuis tant de siècles à voir la nature leur échapper à chaque instant par des routes secrètes et profondes, ils ne pouvaient s'imaginer qu'elle eût dans toutes les maladies une marche absolument semblable, et qu'il existât un seul moyen pour réprimer ses écarts. Maintenant ils croient le rencontrer dans le fluide électrique; ils le modifient pour l'appliquer à la médecine, et en obtiennent des guérisons qui proviennent, sans qu'ils s'en doutent, du *Magnétisme animal.* Ce fluide électrique est aussi salutaire qu'on le désire? Ne serait-il point en lui-même un principe de dissolution et de mort? L'expérience fera connaître son utilité.

Ceux qui n'ont jamais entendu le docteur *Mesmer* lui reprochent de faire trop long-tems un secret de sa découverte; ils ne savent pas qu'il avait de grandes raisons de ne confier sa doctrine qu'à des hommes pleins de probité et de lumières. Qu'il était essentiel pour le bien de l'humanité, que dans le commencement il la développât avec une grande prudence. C'est pourquoi il s'est adressé à plusieurs puissances, aux académies et aux facultés de médecine, Aucune école ne s'est ouverte pour la recevoir.

Plusieurs particuliers se sont approchés de lui, les uns avec dédain, les autres avec hypocrisie. Devait-il l'accorder à l'orgueil, à l'ingratitude, à la trahison, à la cupidité et à l'avarice? Il la destinait à ceux qui l'ont rejetée; ses délais serviront un jour à sa gloire; il a voulu ménager ses propres ennemis, et les disposer de loin à un sacrifice inévitable.

Enfin, pressé par le désir de remédier à nos maux, fatigué d'appeler en vain les savans de l'Europe, pour les enrichir d'un nouveau trésor, il a soulagé son impatience, en choisissant pour dépositaires de sa découverte des hommes dignes, à tous égards, de sa confiance et de celle du public.

Signé F. Hervier,

Bibliothécaire des Grands-Augustins.

LETTRES

De M. CRAMPON, *sur le MAGNÉTISME.*

MAGNÉTISME, FLUIDE VITALISÉ OU ÉLECTRICITÉ ANIMALE.

A Monsieur le Rédacteur du Journal du Havre.

MONSIEUR,

Les premiers Médecins de nos jours ayant reconnu, comme il l'a été de ceux de la plus haute antiquité, qu'il existe dans la nature un fluide dont les prêtres égyptiens et les médecins philosophes, tels que Platon, Pythagore et autres, ont fait usage pour appuyer leur philosophie, procédés qui ont été mis en pratique par les plus célèbres médecins et physiciens des 14, 15 et 16es siècles, et au commencement du 17e, tels que Golius, Hellinontius, Van-Helmont, Porta, le chevalier Digby, Bombart, Libavius, Naudé, Bartholin, Creatakes ou Createrick, Stal, Hain et beaucoup d'autres savans dont les cures surprenantes étaient attribuées par les uns à une magie naturelle et divine, et par les autres démons, pour lesquelles Urbain Grandier, curé de Loudun, fut condamné en 1634 à être brûlé, ayant été accusé d'avoir eu recours aux démons pour opérer ces guérisons. La Bibliographie universelle est remplie de leurs découvertes; et de nos jours, Deslon, Cuvier, Marc, Husson, Laplace, Georgel, Azaïs, Adelon, Dupotel, Rostan, etc., médecins qui, après avoir écrit contre le Magnétisme, font aujourd'hui des ouvrages en faveur, pour prouver la réalité des phénomènes magnétiques, tels que Rostan dans le dictionnaire de Médecine. On peut même citer Thouret, rapporteur de la commission, qui fut nommée en 1784, pour faire l'examen des cures magnétiques opérées par Mesmer, dont le rapport fut : Que le Magnétisme n'était que jonglerie et chimère, produit de l'imagination et de l'illusion. Cependant ce même savant académicien a écrit trois ans après, dans l'Encyclopédie, partie Médecine, 38e livraison, tome 1er, 2e partie, page 426 : « Que le Magnétisme agit sur le moral comme sur le physique, » par une action vraiment médicinale ; que la preuve en existe par l'usage que les Egyptiens en ont fait ; que l'on ne peut » suspecter des guérisons qui datent de la plus haute antiquité. » » Page 450, il ajoute : « Qu'il existe dans le corps humain un Magnétisme interne ; que par de douces frictions on obtient sur l'homme des étincelles, comme on en obtient par le frottement » sur des chats, ce qui donne lieu au Magnétisme animal » Page 452 : « Qu'il existe trois Magnétismes, un minéral, un végétal et » un animal ; que c'est par ce principe que l'on fait revivre des » plantes par leurs cendres. » Page 453 : « Il cite comme Magné- » tisme un fait véridique d'un nez artificiel enté avec la chair » d'un autre individu (opération qui vient d'être remise en » pratique par deux médecins. » Page 466 : « Après avoir dit que » l'homme est un *aimant animé*, il reconnait que des mains » appliquées sur un malade, il en sort un principe d'activité » reconnu par des savans judicieux ; il cite à l'appui grand » nombre de maladies guéries par *le toucher*. »

Je puis affirmer la vérité des cures obtenues par le Magnétisme animal, d'après celle opérée sur moi il y a plus de vingt ans, et par suite celles opérées par moi-même sur plus de 400 personnes que j'ai guéries ; cures qui deviennent encore plus surprenantes, si on y joint les procédés du *Magnès* des anciens.

A l'âge de quatorze ans, je fus atteint de la petite vérole ; comme elle fit peu d'effet, par suite il me survint à la cuisse une tumeur qui fut considérée incurable par les premiers médecins du Havre et de Paris. Cette tumeur s'étant renouvelée quatorze à quinze fois pendant trente ans, donna lieu, en 1805, à une maladie des plus graves ; M. Lechévrel était d'opinion que l'os

fémur était carié, et qu'il n'y avait de guérison que par l'opération. Attaqué au moral et au physique, je ne voulus pas y
consentir; cependant les remèdes qui me furent administrés
pendant plus d'une année, me permirent de marcher avec une
canne; M. Lechevrel me conseilla d'aller prendre les eaux de
Montmorency, et je restai pendant plus de deux ans à Paris.
Comme, outre mon goût, ma maladie m'avait porté à étudier un
grand nombre d'ouvrages de médecine, je profitai de mon
séjour à Paris pour aller lire à la Bibliothèque royale les
meilleurs auteurs modernes, et même ceux des anciens qui
avaient traité des guérisons magnétiques et de la médecine des
esprits, opérées par un fluide universel, aujourd'hui nommé
nerveux ou vitalisé (ainsi qu'on en trouve la description dans
un ouvrage intitulé : *Esquisse de la nature humaine sur le
Magnétisme animal*, rapporté il y a peu de mois avec éloge par
le *Constitutionnel*, dans le N° 120.) La lecture de tous ces
ouvrages et de ceux de MM. de Puysegur, Bergasse et Chartellux,
me fit naître le désir de connaître la réalité. J'eus le bonheur de
faire la connaissance de M. de Puységur; il me conseilla de me
faire magnétiser, et il eut même la bonté de me donner une
instruction particulière : ma guérison s'opéra en peu de temps
par le Magnétisme. Après trente ans de maladie, ma santé s'est
rétablie, et depuis vingt ans je me porte bien, quoique âgé de
soixante-cinq ans.

Les bons effets du Magnétisme éprouvés sur moi-même me
firent essayer d'en obtenir sur d'autres. A mon début, je réussis
au-delà de mes espérances; douleurs de dents, maux de tête,
d'estomac, rhumatismes disparaissaient comme par enchantement.
J'ai guéri en moins d'une demi-heure la femme de confiance de
M. Guérin, médecin, rue de Bourbon, n° 1, d'une entorse
qu'elle avait depuis 2 mois. J'ai également guéri M. Deschamps,
teneur de livres chez M. Michel : c'était une deuxième entorse
qu'il avait au pied; son médecin lui avait dit que la guérison
serait longue à obtenir; néanmoins elle fut opérée en une demi-

heure, en présence de cinq à six personnes qui ne pouvaient y croire. M. Deschamps, pour prouver qu'il n'éprouvait plus de douleur, fit deux ou trois tours dans le comptoir, en dansant sur le pied malade. Pareille guérison a été opérée sur M. Toutain, capitaine du bateau à vapeur la Duchesse-d'Angoulême, qui se trouvait dans le café du Midi; et depuis j'ai obtenu plus de vingt guérisons de la même nature. Encore la semaine dernière, le sieur Raymond, chargeur chez M. Gamard, rue Charles X, n° 1, qui avait une entorse depuis cinq mois, d'une chute qu'il avait faite en tombant du haut d'une voiture; et un nommé Larmé, aussi rue Charles X, n° 28, qui avait également une entorse depuis deux mois, tous deux ont été guéris en deux et trois reprises de quinze à vingt minutes. J'ai obtenu une guérison plus surprenante, le 12 de ce mois, sur le sieur Hamelin, tonnelier, maison Foubert, rue des Remparts, employé à la manufacture de tabac; il avait, depuis cinq à six mois, une douleur de la hanche au pied, qui le retenait dans sa chambre, à ne pouvoir la traverser sans bâton; il a été également guéri en deux séances d'une demi-heure de magnétisme, mieux dit, par l'électricité du fluide animal vitalisé, démontré par le célèbre Lecal, écuyer, docteur en médecine, lithotomiste, démonstrateur royal en anatomie, correspondant de l'académie royale des sciences de Paris, des académies royales de Londres, Madrid, Porto, Berlin, Lyon, des académies impériales des curieux de la nature de Saint-Pétersbourg, de l'institut de Bologne, secrétaire perpétuel de l'académie des sciences de Rouen. Fluide par lui décrit dans la première partie de son Traité des Sensations en général, et des Sens en particulier. J'ai aussi guéri, par les mêmes procédés, il y a sept à huit ans, une demoiselle Valentin, aujourd'hui Madame Durand, du café de Paris, d'un mal aux yeux qui n'a pas reparu, et qui avait resisté pendant dix ans aux vésicatoires et aux setons. J'ai également guéri une demoiselle Renaud, rue des Remparts, derrière le collège, d'une paralysie de nerfs optiques; il y avait vingt ans qu'elle n'y voyait plus de l'œil gauche, et six mois du droit; il fallait la conduire chez moi. Après quinze jours, elle y vit suffisamment pour se conduire seule, et après un mois, a enfiler des aiguilles; et au bout de six semaines, elle distingua de l'œil gauche, dont elle ne voyait pas depuis nombre d'années, les diverses couleurs d'une indienne rayée; elle a continué à y voir pendant quatre ans, et n'a cessé que par les pleurs qu'elle a versés pendant deux ans, étant retenue au lit par suite de la cuisse et de la jambe qu'elle a eues cassées.

En 1825, j'ai guéri également un nommé Mignon, atteint d'une goutte sereine, considéré aveugle par MM. Lechevrel et Huet; après avoir été adressé à l'hospice du Havre, on le renvoya à Rouen, et de Rouen à l'Hôtel-Dieu de Paris; après six mois de traitement, il revint complètement aveugle; M. Lechevrel lui en délivra un certificat. Réduit à mendier son pain avec une petite fille, je fus touché de sa position, et par humanité je l'entrepris. Après huit jours, il distingua à un pied de distance ce qui ne lui paraissait qu'un ombre huit jours auparavant; ensuite de huit jours en huit jours, sa vue augmentait tellement, qu'en deux mois il distinguait à huit pieds de distance, et trouvait lui-même les objets dont il avait besoin. (Dans la maison du sieur Henry, rue des Treize portes, où il logeait.)

Il y a huit à neuf mois, M. Lechevrel, médecin en cette ville, dont les connaissances égalent la réputation, fut appelé pour un enfant qui avait une grosseur dure et douloureuse sous le bras; le père croyait que c'était un effort; mais ce médecin dit que c'était une tumeur lymphatique; il ordonna un cataplasme, disant qu'il craignait qu'on ne pût pas la résoudre. Sur sa réponse qu'il ne le croyait pas, l'ayant entièrement fait disparaître, M. Lechevrel fut rappelé pour le convaincre de ce que j'avais avancé; après l'examen le plus scrupuleux, il dit : Je savais que par le Magnétisme on pouvait produire de grands effets, mais je ne les croyais pas aussi prompts.

Le 28 mars 1826, m'étant trouvé chez M. Deleuze, auteur de plusieurs ouvrages sur le Magnétisme, démonstrateur royal d'histoire naturelle au Jardin du Roi, et aujourd'hui bibliothécaire du Roi, il dit à deux médecins qui vinrent chez lui : Voici un Monsieur du Havre qui est un des plus forts Magnétiseurs. Ces Messieurs m'ayant demandé qu'elles étaient les cures que j'avais faites, leur en ayant cité trois ou quatre de celles ci-dessus, ils me laissèrent entendre que les malades étaient des compères. Ne les voyant pas disposés à m'en servir, je leur proposai de me présenter de leurs malades, que je les guérirais en leur présence. Cette proposition, ayant été appuyée par M. Deleuze, fut acceptée. MM. Clémenseau et Olivier font partie du dispensaire, rue des Noyers, n° 31. Je m'y rendis le 30 mars. Après avoir entendu des malades qui venaient les consulter, entr'autres deux femmes, je dis à ces Messieurs de les faire rester. L'une avait une douleur aux reins et le long de la cuisse; l'autre des douleurs d'estomac avec oppression. Après une demi-heure de Magnétisme, interrogées par ces Messieurs, elles répondirent qu'elles n'éprouvaient plus de douleurs. Un troisième malade qui s'était retiré, ayant appris les guérisons de ces femmes, courut après moi, et M. Deleuze, qui avait été témoin de ces deux guérisons, me pria de le guérir aussi. Il était atteint depuis deux mois d'une douleur dans un bras qui l'empêchait de le lever, et le privait du mouvement de son poignet. Après une demi-heure, il put le porter sur sa tête, faire tous les mouvemens avec son poignet sans éprouver aucune douleur, ce qui eut lieu dans le cabinet de M. Deleuze, en sa présence. Je cite ces faits afin que les médecins incrédules de bonne foi puissent, dans l'intérêt de l'humanité, faire des essais d'après les procédés décrits dans plusieurs ouvrages. Ils reconnaîtront qu'il existe dans la nature un fluide qui peut être recueilli, accumulé, et qui, étant bien dirigé sur des malades, peut opérer des guérisons surprenantes. Pour en prouver l'existence, et que le Magnétisme n'est pas jonglerie et chimère, ainsi que le prétendent plusieurs médecins, je propose d'obtenir des guérisons en présence des premières autorités , ou de toutes personnes notables dont le témoignage ne puisse être mis en doute. On pourra réunir une, deux ou trois personnes attaquées des maladies de la nature ci-dessous énoncées, guéries en 15 ou 30 minutes ; je me rendrai au domicile que l'on m'indiquera ; je les guérirai dans aussi peu de tems , sans rétribution, en présence des personnes qui m'auront appelé ; *Je ferai changer de place les douleurs, comme de l'épaule au coude , ou de la hanche dans la cuisse et le génou ; ensuite , au moyen d'un tube et de mes doigts , j'attirerai au dehors les molécules morbifiques qui causent les douleurs, comme un aimant attire la limaille de fer*, ainsi que j'ai fait disparaître (dans le café du Midi) à M. Venard, capitaine , demeurant même maison, une douleur qu'il avait à l'épaule, et qui l'obligeait de suspendre son bras dans sa redingotte, et pour l'en retirer de se servir de son autre bras. Cette douleur a disparu entièrement en moins d'une demi-heure , en présence de plusieurs personnes qui ne croyaient pas que cela fût possible.

Sans être *sorcier* ni *thaumaturge*, je puis, sans remède, en moins d'une heure, par des procédés physiques, donner d'une manière remarquable de la force à un membre paralysé, et calmer en aussi peu de tems des douleurs de goutte qui peuvent être guéries en plusieurs reprises par les mêmes procédés.

J'ai l'honneur d'être, etc.

CRAMPON, *rue de la Gaffe.*

LETTRES

PUBLIÉES CONTRE LE MAGNÉTISME, A L'OCCASION DES CURES ANNONCÉES PAR M. CRAMPON.

Simple et véridique Histoire du Magnétisme animal, depuis sa naissance jusqu'à nos jours, pouvant, au besoin, servir d'introduction à la future décision de l'Académie de Médecine.

> C'est à faire sommeiller la raison et le jugement que s'appliquent les personnes qui veulent mettre en jeu l'imagination.
>
> VALÉRIUS, *C.* 3o, *page* 2 10.

Depuis que le monde est monde, on dormait tout simplement, tout *bétement* même, comme beaucoup d'honnêtes gens dorment encore aujourd'hui, quand en 1774 un allemand, nommé Mesmer, publia qu'il venait d'opérer mainte et mainte guérison à l'aide d'un principe invisible, généralement agissant, et qui faisait communiquer entr'eux tous les corps de la nature. Un gastronome n'eut pas manqué de nommer ce fluide la LIAISON UNIVERSELLE; mais chacun se conduit selon ses goûts, et *Mesmer*, grand admirateur de l'*aimant*, préféra la dénomination de *Magnétisme*. Malheureusement, comme il n'est que trop vrai qu'on n'est jamais prophète dans son pays, force fut à Mesmer de prendre son Magnétisme en croupe, et d'aller l'accréditer ailleurs. Mais un malheur ne va jamais sans l'autre; la Suisse, qu'il avait choisie pour être le théâtre de sa nouvelle gloire, fit à peine attention à lui; elle était toute entière occupée des merveilles qu'opérait le moine Gassner, qui, rapportant tout à l'influence du malin-esprit, ne voyait que *possessions, obsessions, circumsessions,* qu'il guérissait par des attouchemens sur la décence desquels on glosa beaucoup. Le pauvre allemand eut beau dire, eu beau faire, on ne l'écouta point. Pour les Suisses, le *Magnétisme était le diable.* Il fallut donc retourner à Vienne; quel désappointement! Si c'eût été un anglais! Dans cette cruelle situation, il n'y avait plus pour Mesmer que deux partis à prendre, renoncer *au fluide universel*, ou en démontrer l'existence par des faits irrécusables. On conçoit qu'il opta pour ce dernier parti; et, pour désiller de suite les yeux aux incrédules, il commença par rendre la vue à un aveugle. Pouvait-on mieux faire? Par malheur pour cette cure merveilleuse, Barth, célèbre oculiste, qui avait la sotte prétention de croire qu'il fallait être malade avant d'être guéri, démontra jusqu'à l'évidence que la personne traitée par le Magnétisme n'avait jamais cessé d'y voir. Comme la faiblesse est inhérente à l'enfance, on comprendra facilement que le Magnétisme naissant ne fut point de taille à lutter contre la vérité qui l'accablait, et contre la puissance de l'impératrice, qui ordonna au Magnétiseur *de cesser cette supercherie.* Il ne restait plus qu'un port de salut : c'était Paris. Mesmer s'empressa de s'y rendre; et pour charmer l'ennui du voyage, il se livra aux plus belles imprécations contre *l'envie au teint pâle et livide,* et contre l'incrédulité *aux yeux toujours ouverts.* N'est-ce pas en effet le comble de la sottise que de vouloir toujours diriger sa raison par le secours des sens? Est-il donc indispensable d'avoir des yeux pour voir, des mains pour toucher, des oreilles pour entendre, un nez pour sentir, une bouche pour goûter? Il faut convenir que ce sont des gens bien bornés que Messieurs les incrédules !

Ce fut en 1778 que ce célèbre allemand arriva dans cette capitale, et qu'il y déballa son fluide universellement agissant; l'offrant sur-tout à l'admiration des médecins, et les conjurant, par un Mémoire en vingt-sept propositions, de croire *que la nature offrait un moyen universel pour prévenir et guérir toute espèce de maladie.* Qui l'aurait prévu? Ce moyen unique, qui n'exigeait aucune étude, aucune instruction, et qui eut été pour cette époque ce que les sangsues sont pour la nôtre, ne fit point d'impression sur la trop grave et trop sage Faculté. Mais aussi que de dédommagemens le récompensèrent alors de ce dédain médical ! Deslon, docteur-régent de la Faculté de Médecine, médecin de M. le Comte d'Artois, initié aux mystères de l'Agent universel, ne tarda point à mettre le Magnétisme en faveur, et bientôt il ne fut plus question que des prodiges qu'il enfantait. C'était un délire général : grands et petits accouraient en foule de toutes parts dans des salons mystérieusement obscurs, pour se ranger autour de baquets réservoirs, dont Mesmer, en habit de soie lilas, une baguette à la main, et souvent au son de l'harmonica, faisait sortir l'agent universel, qu'il dirigeait à son gré. Sommeil agréable, extases délicieuses, convulsions prophétiques, guérisons miraculeuses, tels étaient les merveilleux effets du *Mesmérisme*. Car déjà la reconnaissance des prosélytes avait attaché le nom de Mesmer à cette étonnante découverte. La meilleure chose du monde, hélas ! a son mauvais côté, et ne voilà-t-il pas que des mécontens indiscrets, sans doute des maris jaloux, des parens trop sévères, accréditent les propos les plus nuisibles à la faveur qu'obtenait le Magnétisme. Il ne fut bruit alors que de scènes les plus scandaleuses, et les récits, ainsi que les pamphlets, se multiplièrent à un tel point que l'autorité se crut obligée d'intervenir. Lassône, premier médecin du Roi, nomma des commissaires. Vous croyez, peut-être, lecteurs, que Mesmer, mieux que qui ce soit, convaincu de l'existence du Magnétisme, s'empressa d'accueillir les examinateurs, et de les convaincre par preuves irrécusables? Bonnes gens que vous êtes, comment pouvez-vous penser que le bon sens soit quelque chose pour des personnes habituées aux plus étonnantes merveilles? Oui, sans doute, il était tout simple de décider la question en magnétisant plutôt au besoin les commissaires eux-mêmes. Mais les moyens simples et naturels n'ont jamais pu convenir à ces Messieurs du Mesmérime; Aussi crièrent-ils, avec leur chef, à l'arbitraire, à la vexation, à la tyrannie, et ils avaient ma foi raison ; car le beau mérite, je vous le demande, que de croire une chose dont on est bien persuadé; parlez-moi de croire à ce que l'on ne croit pas !!!

Mesmer donc, pour éviter l'enquête, refusa les avantages les plus brillans qui lui furent offerts par le ministre Breteuil, et se retira à Spa, où il trouva quarante personnes qui voulurent bien se faire initier à l'agent universel pour la bagatelle de cent louis chacun. L'histoire dit qu'un des initiés se fâcha, et prétendit que, n'étant pas content, on devait lui rendre son argent en sortant, et qu'il donna même en plus quelques coups de canne à l'initiateur récalcitrant; mais cela n'est aucunement notre affaire; et comme dit très-justement le proverbe, entre l'arbre et l'écorce il ne faut point mettre le doigt.

Cependant la disparition du Magnétiseur en chef n'arrêta point l'autorité, et les quinze commissaires nommés par le Roi s'acquittèrent de leur mission chez Deslon, qu'on pouvait considérer comme un autre Mesmer. *L'eusses-tu cru*, lecteur? Cette merveille, qui avait mis tout Paris, toute la France en extase, fut traitée dans le procès-verbal de ses examinateurs, DE CHIMÈRE, DE JONGLERIE CONTRAIRE AUX BONNES MOEURS!!! C'est alors qu'ils furent bien bas, les pauvres Magnétiseurs.. Mais, par bonheur pour eux, un des commissaires s'était séparé de ses confrères incrédules. *M. Antoine de Jussion*, dans un procès-verbal particulier, avait *reconnu*, *admis l'agent universel*. Toutefois, Mesmer eut beau dire, eut beau faire, il s'était pris dans ses propres filets, puisqu'il avait avoué *que les femmes magnétisées n'étaient plus maîtresses d'elles-mêmes*.

Mais voici venir bien d'autres merveilles! Ce SOMNAMBULISME, cette LUCIDITÉ, découverts par M. DE PUYSÉGUR sous un orme à Busancy. Il ne s'agit plus d'un simple sommeil, d'une crise de nerfs; le magnétisé endormi *parle*, *écrit et lit* dans le livre des destins!!! Hélas! Pourquoi faut-il que des gens aussi habiles ne nous aient pas avertis des horreurs que nous préparait la révolution, et ne nous aient pas indiqué les moyens de les éviter? Un petit effort de lucidité, et la France était sauvée! Ils nous diront peut-être un jour la cause de leur coupable silence.

7

Toujours est-il que cette terrible révolution fit complètement
oublier le Mesmérisme, qui, après avoir dormi comme Epiménide,
ne se réveilla qu'en 1814, époque à laquelle M. Deleuze nous
l'offrit de nouveau *revu, corrigé, perfectionné et augmenté*. Rien
de plus simple, lecteurs, pleins *d'espérance, de foi et de bienveillance*, placez-vous en face du patient, pieds contre pieds,
genoux contre genoux, saisissez ses pouces avec les vôtres,
et vous vous serez mis ainsi en *rapport*; un moment après, élevez
vos mains à la hauteur du visage, faites-les ensuite descendre le
long du cou, des épaules, des bras, *pour les petits courans*, et
parcourez en plus les reins, les cuisses et les jambes *pour les
grands courans*; revenez de tems en tems aux pouces; placez par
fois la main sur l'organe malade, et si vous continuez seulement
une heure ce petit travail agréable sur quinze personnes que vous
magnétiserez, vous êtes assurés de produire des effets assez
merveilleux pour déterminer votre entière conviction. Voulez-
vous arrêter, faire cesser les effets du fluide que le magnétisé a
vu sortir de vos doigts en forme de flamme? Faites des courans
en sens contraire; magnétisez, comme diraient les bonnes gens,
à rebrousse poil. Mais, sur toutes choses, fuyez les incrédules ;
non-seulement le Magnétisme ne peut rien sur eux, mais encore
ils empêchent son développement par leur présence. Cependant
le Magnétisme, ce fluide si facile *à faire paraître et disparaître*,
ne fut pas plus heureux à sa résurrection qu'à sa naissance; il eut
beau faire jouer ses petits et grands courans, la raison et la
science se liguèrent encore contre lui; et tandis qu'elles l'atta-
quaient encore en face, elles détachèrent en tirailleurs la mystifi-
cation et la satire. Cerné de toutes parts, percé de mille traits,
c'en était fait du Magnétisme, quand, en 1826, par une retraite
plus admirable que celle si célèbre dans l'histoire, l'agent universel se fit jour à travers ses ennemis, et vint prendre position
au centre même de l'Académie de Médecine. Ce fut là, lecteurs,
que se livra la plus terrible des batailles. Fiers et forts dans leurs
retranchemens, les Mesmériens lancèrent une foule de ces pro-

diges contre lesquels s'étaient de tous temps émoussées les armes de leurs adversaires. De leur côté, les esprits forts firent pleuvoir sur les assiégés une grêle de ces raisonnemens destructeurs du merveilleux. LA PIERRE QUIRIM, que les anciens plaçaient sur la tête d'un dormeur pour lui faire révéler ses secrets, annoncer l'avenir, vint frapper grièvement l'ombre de *l'inventeur Mesmer*; *la monotomie et l'ennui* firent mordre la poussière au Morphée moderne; on vit le *somnambulisme naturel* monter à l'assaut, arracher *l'orme de Buzanci*, le lancer à *Puységur*, qui tomba accablé d'un aussi énorme fardeau. *L'hypocondrie, la catalepsie, et l'ystérie* se précipitèrent sur la *lucidité*, qui, ne pouvant résister seule à tant d'ennemis, tomba percée de trois coups mortels.

On dit qu'on a vu même en ce désordre affreux les ombres de *Francklin, Lavoisier, Bailly*, évoquées par l'*immortel Jaffa*, mêler leurs efforts à ceux des assaillans. Déjà les incrédules criaient : Victoire! Victoire! quand on vit s'avancer un renfort inattendu : c'était une armée d'enfans trouvés, qu'un savant, *qui n'avait observé que des grossesses pour tous effets magnétiques*, venait d'avertir du danger où se trouvait l'agent universel. Cette réserve inattendue avait rétabli l'équilibre parmi les combattans, quand, en guise d'olivier, la lancette à la main, s'avança un pacificateur qui inocula aux assiégeans et aux assiégés l'idée de de s'en rapporter à la seule décision de l'Académie. Le traité fut conclu, et les hostilités cessèrent aussitôt.

Vous dire maintenant, lecteurs, par quelle fatalité l'*Hygie* fit une escarmouche inconvenante; pourquoi j'ai eu l'imprudente témérité d'imiter son exemple, c'est ce que ni vous ni moi, ni la *lucidité* elle-même ne pourront jamais expliquer. Oubliez, je vous en supplie, que j'ai eu le tort de rompre la trève, et daignez attendre patiemment que l'Académie *lucidifiée* décide s'il y a ou s'il n'y a pas de Magnétisme; car, n'en doutons pas, après cette DÉCISION, fût-elle contraire à celle des Bailly, des Franklin, des Lavoisier, à celle de tous les savans qui leur ont succédé, à celle même du bon sens et de la raison, IL NE POURRA PLUS Y AVOIR LE MOINDRE DOUTE.

Ω

MONSIEUR,

> ....velut ægri somnia vanæ
> fingentur species...

Jusqu'ici, le Magnétisme animal ne m'était guère connu que de nom; je n'y pouvais croire sur la foi même de ses plus honnêtes partisans, et les prodiges racontés de cette science merveilleuse choquaient ma faible raison. Grâce à la lettre qui a paru dans votre estimable feuille, voilà mes doutes dissipés. Comment ce changement s'est-il fait? Je l'ignore; c'est probablement, des miracles opérés par le Magnétisme, celui qui ne sera pas le moindre. Cette lettre, toute *cousue* de vérités, semble porter un défi formel au scepticisme le plus aveugle et le plus invétéré. Le moyen pourtant de tenir contre un tel renfort de preuves et de raisons, le tout administré *à grand-courant*, et poussé avec cette vigueur de *volonté* qui appartient en propre aux *successeurs de Mesmer*. Si, dès sa première apparition dans le monde, le Magnétisme eût eu pour escorte un pareil ensemble de faits, on l'aurait vu, dispersant ses ennemis vaincus, marcher de conquête en conquête: hélas! il ne serait pas aujourd'hui la fable et la risée de tout un peuple de rieurs.

Présentement, que répondre à des résultats si lumineux, étalés aux yeux des passans comme marchandise des plus saines et propres à achalander le Magnétisme? Ce n'est plus le mesmérisme provoquant à de nouveaux combats sur le terrain de la controverse, c'est tout vulgairement le Magnétisme descendant des régions nébuleuses de la science pour verser sur nos plaies son baume souverain et universel.

Le dirais-je? à peine avais-je lu cette lettre fameuse, qui du reste a éclaté au milieu de votre feuille comme une véritable bombe, car personne ne s'y attendait, et même on est encore à savoir pour quel motif le feu a été mis à la mèche; à peine, dis-je, avais-je lu cette lettre, d'une *étoffe* où *l'aunage* n'a pas été épargné, que soudain je ne sais quoi de subtil, de vaporeux, vint s'emparer de mes sens aussitôt engourdis, et me fermer en même temps les paupières. Comme la flamme d'une lampe, qui, près de s'éteindre faute d'aliment, vacille, pâlit et se rallume encore, tel je luttais contre le sommeil, où une force inconnue semblait m'entraîner à reculons. J'ai su depuis que c'était le fluide dont la présence réelle se manifestait: effet prodigieux du Magnétisme à distance !!! Et si quelqu'un n'était venu par encontre troubler ce commencement d'action, en un mot faire rebrousser le fluide, très-farouche de sa nature, c'en était fait, j'étais en sa puissance occulte. Cette fois le Magnétisme faisait seul son affaire; il triomphait en l'absence et à l'insu du Magnétiseur, comme ferait par exemple la médecine sans le médecin, événement des plus extraordinaires, phénomène surpassant tous les autres, qui aurait retenti dans toute la hiérarchie des Magnétiseurs, et même jusqu'aux rives sombres d'où le célèbre Cagliostro, un des pères de la doctrine, évoquait les mânes. Que serai-je devenu sous les pavots magnétiques que le nouveau morphée avait secoués sur moi, si la crise extatique avait eu son plein effet? Force eût été de procéder en forme à mon réveil; car ne dit-on pas qu'une fois passé dans le monde souterrain des esprits, par le *plongeon* que vous fait faire le Magnétiseur, et cela en poussant le Magnétisé jusqu'au *rouge incandescent*, c'est-à-dire à lucidité, on ne peut en être rappelé que par le secours de la baguette divinatoire, et à l'aide des mots sacramentels prononcés sur le grimoire sacré de la science, alcoran des Mesmériens.

Encore tout saisi de la chose, j'allai vîte à une personne très-entendue : Comment, sans m'avoir vu ni connu, a-t-on pu agir sur mon *économie ?* Voilà qui me surpasse. Ne soyez point en peine, me répondit-on; la transmission du fluide se fait par des voies qui échappent à votre vue. Au reste, je dois vous dire que depuis la nouvelle organisation, les choses ont pris un train différent. Par exemple, autrefois il fallait que la vue se portât sur le sujet, il fallait le palper, lui prendre en quelque sorte *mesure* pour lui passer un fluide mieux approprié : vieille routine que cela; maintenant il y a un Magnétisme commun qui va à toutes les *tailles*, et dont un manipulateur habile peut affûbler quantité de personnes.

Après avoir fait un si grand pas vers la croyance, après être arrivé jusqu'au seuil du temple de *Mesmer*, ou du laboratoire de *Cagliostro*, il me reste une grâce à demander, c'est que l'auteur de la lettre ne m'abandonne pas, c'est qu'il lui plaise de *renforcer* l'action magnétique par un nouvel article de la *même force* ; car les rapports étant déjà établis, il n'y a pas à douter qu'un profond sommeil..... Après quoi il pourra m'interroger, savoir où est mon mal, me faire révéler des choses extraordinaires.

J'entends dire que, pour obtenir des effets certains, il faut être dans un état valétudinaire.... ici il y aurait un inconvénient, attendu que je me porte assez bien. Mais à cela près, dit un autre, le Magnétisme est toujours du Magnétisme, et je gage que vous en ronflerez mieux. En effet j'ai ouï dire qu'il agissait dans tous les cas, que non seulement il guérissait d'un mal présent, mais même du mal futur; or, comme personne n'est à l'abri de l'avenir, il n'est pas ridicule de vouloir s'en précautionner d'avance, d'en prendre en quelque sorte par anticipation; à moins que celui, qui en a un si grand débit, n'en soit pressé lui-même, vu la demande toujours croissante, vu et entendu les mille et une douleurs qui l'appellent........ *clamore magno.*

Loin de nous l'égoïste pensée de tarir le fluide dans sa source, d'en interrompre même le cours bienfaisant. Eh ! ne serait-ce pas couper les vivres à ceux pour lesquels il est un aliment ? Laissons se sustenter tous ces chers nourrissons de la foi du Magnétisme, que l'apôtre de Mesmer allaite quotidiennement du fluide de vie. La foi magnétique ! *(mirabile dictu !)* c'est elle qui fait descendre sur les fidèles croyans la grâce du principe régénérateur, c'est elle qui, ranimant les parties débiles, remet sur pieds le boîteux, fait de l'aveugle un clair-voyant et du dormeur un oracle. Continuez, homme de bien! d'en répandre le bienfait sur ceux que son flambeau illumine; pour nous, nous attendrons notre tour, c'est-à-dire lorsqu'il y aura du fluide disponible, lorsque le grand *baquet* mesmérien en sera rempli.

Un médecin de mes amis, tant soit peu clerc, au *fait* du Magnétisme, à qui je racontai le cas de mon engourdissement à la lecture de la lettre, me dit: Vous en tenez, il n'y a pas à fuir, vous avez une vocation interne et cutanée pour le fluide *cramponien;* je vous exhorte d'en faire usage, malade ou non; à la rigueur, c'est une *espèce de lait d'ânesse* qui vous maintiendra le teint frais. Je vous conseille d'approcher de la source pour en être plus imbibé; car, voyez-vous, c'est par un rare bonheur que cela se rencontre ainsi. Sachez donc, pour votre instruction, que le Magnétisme n'existe pas pour tous, qu'il a ses êtres privilégiés. Il n'est un véritable spécifique qu'en tant qu'il existe, entre l'agent qui le pousse comme remède, et le patient qui le reçoit, certaines affinités particulières et dissimulées dont le fluide lui-même est le lien invisible et secret, la cause préexistante, laquelle n'a besoin que de se montrer pour que l'on puisse reconnaître son propre Magnétiseur.

Mais en dépit de cette cause antérieure, par laquelle, contre son vœu l'on se trouve secrètement uni à tel individu plutôt qu'à tel autre, et ce en vertu des rapports primordiaux, des convenances fondées sur les attractions et répulsions magnétiques, je ne me sens pas porté d'inclination pour mon Magnétiseur, il ne sera pas mon *homme*. Ces mots : *Il est en ma puissance.... J'ai le pouvoir de....* sont peu propres à captiver et à faire faire bon ménage. Non, je n'irai pas me mettre à l'embouchure du fluide, à bout portant de la batterie magnétique, sous l'impulsion immédiate du grand élément pour en être renversé. Mieux vaut se tenir ici, attendre le fluide nerveux ou vitalisé à cette portée salutaire. Trop près, il est échauffant, de loin il raffraîchit.

Comme les grands faiseurs ont le pouvoir de le lancer à perte de vue, et dans toutes les directions possibles, j'invite M. C..... à se tourner vers moi, par l'instinct de l'aiguille aimantée, et à m'en *brasser* le plutôt qu'il pourra.

S'il est vrai que cette matière élémentaire, éthérée, subtile, soit répandue dans toute la nature; il y a là une source abondante de consolations et de grâces pour ceux qui auraient peur d'en manquer; il ne faut pas s'étonner si les praticiens, lorsqu'ils s'embesognent, en sont aussi prodigues, puisqu'il ne leur en coûte que la façon, le fion à donner.

2e, **LETTRE**

De M. Crampon *sur le MAGNÉTISME, en réponse aux deux lettres ci-dessus.*

Monsieur,

L'article sur le Magnétisme, consigné sous mon nom dans votre feuille du 29 août dernier, qui avait pour but d'engager les médecins, dans l'intérêt de l'humanité, à faire l'essai des procédés magnétiques, ayant donné lieu à deux critiques insérées dans vos feuilles des 5 et 14 de ce mois, j'ose espérer de votre impartialité, que vous voudrez bien mentionner dans un de vos prochains numéros la lettre que j'ai l'honneur de vous adresser.

Tout annonce que l'auteur des critiques est docteur et non docte, car ce n'est pas par des sarcasmes qu'on peut détruire des vérités reconnues depuis plusieurs siècles par un grand nombre de premiers génies qui ont écrit en faveur du Magnétisme. Ce critique, sans démentir aucun des faits que j'ai cités, suppose qu'on lui demande ce qu'est le Magnétisme, pour avoir le plaisir de tourner en dérision Mesmer, MM. de Puységur et Déleuse (1), et autres magnétiseurs dont je me fais honneur de posséder une partie des connaisssances; et cela par des sarcasmes qui n'ont pu faire rire que les ignorans.

Comme cet auteur anonyme qui a annoncé faire connaître l'histoire du Magnétisme n'en a donné qu'une fausse, je vais suppléer à son silence ou à ce qu'il ignore.

L'origine du Magnétisme date de la plus haute antiquité. Les prêtres égyptiens se communiquaient cette connaissance sous le serment du secret; mais plusieurs philosophes et médecins grecs, tels que *Platon*, *Pythagore*, *Epicure* et autres; ayant, dans leurs voyages, appris ce secret, mirent cette connaissance en pratique. Ensuite, dans les 14e,, 15e. et 16e. siècles, et au commencement du 17e., des médecins physiciens, dont une partie est nommée dans ma lettre précitée, connus de toutes les parties de l'Europe par leurs découvertes, ont, pendant trois ou quatre siècles, obtenu des guérisons surprenantes sous le nom de cures magnétiques; cures que les savans obtenaient dans ce tems par magie naturelle et divine, et que les ignorans attribuaient aux pactes faits avec les démons.

En 1767, le célèbre Lecat (2) adressa à toutes les académies de l'Europe un mémoire sur le fluide animal et vital, Mesmer,

(1) Ce dernier est démonstrateur royal d'histoire naturelle et bibliothécaire du Roi.

(2) Docteur en médecine, lithotomiste, professeur, démonstrateur royal en anatomie, correspondant de l'académie des sciences de Paris.

en ayant eu connaissance; se présenta à Paris en 1782, muni du fluide universel, démontré dans ce mémoire et dans les ouvrages de Maxwel, Vanhelmont, Porta, Virdig, Goclenius et autres, également cités dans votre feuille du 29, et par ce procédé, il obtenait la guérison de beaucoup de maladies considérées incurables; mais, pour ce secret, il demanda au gouvernement 600,000 francs et un hospice en propriété, pour faire quatre éleves. Comme son but était de se mettre à la place des premiers médecins de l'académie, ceux-ci étant devenus ses juges, firent un rapport dans lequel ils dirent que sa découverte n'était pas nouvelle, qu'elle était décrite dans les ouvrages anciens de plusieurs auteurs médecins, et que ces guérisons n'étaient obtenues que par l'imagination et l'illusion. Si ce rapport était vrai, j'engagerais l'auteur anonyme d'employer ce procédé; car avec son embonpoint, sa prestance et son coloris, s'il joignait à cela ses ordonnances latines, et parlait cette langue à ses malades, tel qu'il le fait pour donner une plus haute idée de son savoir, je ne mets pas en doute que l'illusion étant complète, il n'aurait besoin que de se faire voir pour faire disparaître les maladies. Au surplus, si la médecine de l'imagination guérit, pourquoi ne l'emploie-t-on pas?

Mais il est bon que les incrédules qui ne peuvent croire au Magnétisme apprennent : que la partie rouge du sang est composée de fer (voir la *Chimie de Macquer*;) que ce fer s'aimante par l'air que nous respirons, ainsi que s'aimante

doyen des associés régnicoles des académies royales de Londres, Madrid, Porto, Berlin, Lyon, des académies impériales des Curieux de la Nature et de Saint-Pétersbourg, de l'institut de Bologne, et secrétaire perpétuel de l'académie des sciences de Rouen.

J'engage le critique des grands et petits courans à lire le mémoire de cet auteur sur le fluide nerveux, mémoire qui a remporté le prix proposé par l'académie de Berlin, et a valu à son auteur l'honneur d'être reçu associé régnicole.

les flèches posées sur des édifices. Qu'il existe dans l'homme un fluide magnétique animal, tel qu'il en existe un dans l'aimant minéral, que la force aimantine de l'homme peut être augmentée par des procédés, comme on augmente par des armures celle de l'aimant minéral, procédé employé par les physiciens pour opérer des prodiges dans leurs tours de physique.

J'ai encore une observation à faire aux personnes sensées : c'est que s'il était vrai que les guérisons obtenues par les magnétiseurs depuis plusieurs siècles et de nos jours, ne fussent que des chimères ou illusions, des savans et des médecins auraient-ils, au nombre de 100, fait une souscription de 100 louis par personne pour connaître les procédés de Mesmer, s'ils n'eussent pas déjà été convaincus des guérisons obtenues par les phénomènes magnétiques? Peut-on supposer que les adeptes de Mesmer fussent des ignorans? Non, on ne peut considérer comme tels, Deslon, membre de l'académie et médecin du comte d'Artois; de Jussieu, Lafayette, les comtes et marquis de Puységur, le comte Davaux; Duval Desprémenil, président au parlement de Paris; le marquis de Chantelux, Court-de-Geblin, Bergasse, membre de l'académie, Bonnefois, etc.

Depuis 40 ans, en France (sans compter les étrangers), plus de 50 médecins et savans ont écrit en faveur du Magnétisme; tels que le comte Daunay, de Lausanne, Azaïs, Rostan, Foissac, Masc et Dupotet; ce dernier donne aujourd'hui, rue Saint-Louis, n°. 3, un cours de Magnétisme d'après les expériences par lui faites à l'Hôtel-Dieu de Paris. depuis 1820 jusqu'en 1827. J'invite l'incrédule critique à assister à ce cours, et ensuite contredire par des faits ce qu'il ne croira pas. M. Chapelain, autre médecin, a de son côté demandé aux membres de la commission nommée pour faire des recherches sur le Magnétisme, des malades pour les traiter sous leurs yeux par ce procédé.

Maxwel a dit : « Si vous savez employer des corps imprégnés de l'esprit universel, vous en tirerez un grand secours. C'est en cela que consistait tout le secret de la magie. Cet esprit se trouve dans la nature; il existe même partout, libre de toute entrave, et celui qui sait l'unir avec un corps qui lui convient, possède un trésor préférable à toutes les richesses; on peut encore, par des procédés merveilleux, le communiquer à tous les corps, et augmenter ainsi la vertu de toute chose. »

Et depuis Maxwel, Vanhelmont, Virdig, Goclenius, Santaneli, Borel, Kircher et autres, ont été de la même opinion, en parlant de l'esprit universel pour la guérison des maladies. Voilà ce que Mesmer savait, ce qu'il a appris à ses adeptes, et ce qui est connu d'un grand nombre de personnes, mais qu'ont feint de ne pas croire, parce que cette connaissance blesse beaucoup d'intérêts.

On peut ajouter que Newton a dit en parlant de l'esprit subtil « qu'il existe dans la nature, que c'est par lui que les sensations existent, et que les membres sont mus quand la volonté l'ordonne, que cette substance spiritueuse se propage des organes extérieurs des sens, par les filets solides des nerfs, etc. »

On peut encore citer l'opinion du père Hervier, docteur de Sorbonne, bibliothécaire des Grands-Augustins, etc., qui ne met pas en doute « que tout est simple dans la nature, » qu'elle produit les plus grands effets avec le moins de dépenses » possible, qu'il n'y a qu'une vie, qu'une santé, qu'une maladie, » et par conséquent qu'un remède, » reméde qui n'est autre chose que le Magnétisme, dont le censeur ne paraît pas disposé à faire usage.

Je puis encore citer Pigault Lebrun, qui pendant nombre d'années, a, dans ses ouvrages, ridiculisé le Magnétisme, et qui, après s'être convaincu et fait magnétiseur, a dit : « que les effets en sont si surprenans, qu'il n'est pas étonnant que les personnes d'esprit n'y puissent croire; » et maintenant il écrit en sa faveur pour en démontrer la réalité, voir *l'Hermès d'août* 1826, et un ouvrage de M. Bouillet, où sont cités en faveur du Magnétisme les attestations de plus de 200 Médecins.

Pour moi qui dois au Magnétisme la santé dont je jouis depuis 20 ans (après avoir éprouvé pendant 30 années une maladie considérée incurable par les premiers médecins du Havre, et par MM. Duchanois, le célèbre Petit et Charart, médecins du Roi, dont j'ai encore les ordonnances), je dois en être partisan. Pour ne laisser aucun doute sur ses effets, je propose de nouveau de guérir, en moins d'une demi-heure, en présence d'autorités ou de personnes notables, et sur leur invitation, les individus qui me seraient présentés comme étant atteints de maux récens, tels que douleurs de tête, d'estomac, rhumatismes, efforts ou entorses, et si ma proposition est acceptée, j'aurai des témoins qu'on ne pourra soupçonner d'être des compères.

Je préviens l'auteur critique et les personnes dont le Magnétisme peut léser les intérêts, qu'elles peuvent écrire des sarcasmes pour faire rire ceux qui ne peuvent croire aux choses qui sont au-dessus de leurs connaissances, mais que je ne répondrai à l'avenir que par les attestations des cures que j'aurai obtenues.

Tant qu'à *la bombe lancée*, elle n'a tué personne; au contraire, la commotion de ses éclats a donné lieu à la suspension de plusieurs gouttes sciatiques, et à la guérison de douleurs rhumatismales, ainsi que nombre de personnes l'ont attesté par des certificats qu'elles vous prient d'insérer à la suite de cette lettre.

J'ai l'honneur d'être, etc.

CRAMPON.

Nous soussignés chacun en particulier pour ce qui nous concerne, et pour rendre justice à la vérité sur les effets du Magnétisme qu'a produit sur nous M. Crampon; nous vous prions de vouloir bien insérer dans votre journal les faits suivans dont nous lui avons délivré des certificats plus détaillés.

Moi AMELINE, demeurant sur les boulëvards, à l'ancienne maison Foubert, certifie avoir été guéri, le 19 août, d'une douleur aiguë qui, depuis six mois, se faisait sentir depuis la hanche jusqu'a la cheville du pied, et qui me privait de pouvoir travailler, et même de traverser la chambre sans bâton; ayant appris que M. Crampon avait guéri plusieurs douleurs de rhumatisme et d'entorse, je le fis prier de venir me soulager; car ma position était telle que je ne pouvais rester assis sur un matelas sans éprouver de vives douleurs.

M. Crampon m'ayant magnétisé sur la cuisse et la jambe, je sentis une vive douleur, et ensuite une sueur qui rendit mes jambes couvertes d'eau; en une demi-heure, les douleurs disparurent presqu'entièrement; et une seconde séance ayant eu lieu le même jour (dans le salon de Madame Billieu, en présence de 5 à 6 personnes) elles disparurent entièrement; et je ne suis incommodé que par plusieurs cloux qui me sont sortis sur les reins et aux cuisses, par suite de la forte transpiration que le Magnétisme m'a occasionné, ce que j'atteste être l'exaote vérité. Le fait étant connu de tous mes voisins.

Havre, le 25 août 1827.

AMELINE, tonnelier à la manufacture de tabac.

Moi BAZIRE, demeurant à Ingouville, certifie avoir été atteint au commencement de l'année de douleurs dans les deux bras, qui m'empéchaient de m'en servir au point qu'il fallait m'habiller et me coucher; j'ai été dans cet état pendant quatre mois; mais ayant appris par un de mes confrères, nommé Duménil, jardinier à Ingouville, que M. Crampon l'avait guéri d'une douleur qu'il avait au bras, en moins d'une demiheure; je fus le prier de me donner du soulagement, s'il était possible; à quoi il me dit qu'il allait essayer; il me dit alors de lever mes bras aussi haut qu'il me serait possible; mais tout ce que je pus faire fut de les lever à la hauteur de l'estomac; M. Crampon m'ayant magnétisé l'espace d'une demi-heure, je pus lever le bras qui me faisait le plus de douleur, au-dessus de l'oreille, et me la frotter; après huit séances, je pus porter mes bras derrière les épaules et sur ma tête; et depuis trois mois, je peux travailler, quoiqu'âgé de soixante-dix ans.

Havre, le 25 août 1827.

BAZIRE, jardinier au pavillon de Madame Boulogne,
à côté de M. Begouen.

Moi Duménil, jardinier à Ingouville, certifie que M. Bazire ne pouvait lever son bras plus haut que la poitrine, et qu'en moins d'une demi-heure, il a pu le lever au-dessus de l'oreille et la frotter; je certifie également que M. Crampon m'a guéri d'une douleur que j'avais dans mon bras, en moins d'une demi-heure.

Havre, le 25 août 1827.

DUMÉNIL, vis-à-vis l'église St-Michel.

Je déclare que le 3 de ce mois, M. Crampon a magnétisé mon épouse, qu'une paralysie de tout le côté gauche retenait au lit depuis le 14 juillet dernier, sans aucun mouvement dans la partie affligée, et que le lendemain de l'application du procédé elle a marché en jettant sa jambe en avant, soutenue par deux personnes.

Honfleur, 8 septembre 1827.

WARENGUE.

WARENGUE née DEBEAUCHAMPS.

Et après six jours, elle a marché sur le bout du pied, appuyée sur l'épaule d'une seule personne, et aujourd'hui elle peut marcher le pied appuyé dans toute son étendue.

Suit une longue liste de certificats des guérisons de douleurs qu'il serait trop long d'énumérer ici; entr'autres, ceux des sieurs Duval, rue du Puits, à Honfleur; Camus, également à Honfleur; Gonnier, rue

Caroline, n° 12 ; Hamet, tonnelier, rue Saint-Julien, qui ne pouvait qu'avec beaucoup de peine mettre son pied sur le barreau d'une chaise, et qui put ensuite le porter avec facilité sur le siège.

Nota. Il y a des douleurs anciennes qui disparaissent sans se faire ressentir, en une demi-heure de Magnétisme, et d'autres qui reviennent, si on n'a pas été plusieurs fois magnétisé.

3e. LETTRE

PUBLIÉE CONTRE LE MAGNÉTISME, A L'OCCASION DES CURES ANNONCÉES PAR M. CRAMPON.

Monsieur,

Pouvait-il y avoir dans ce monde, en le supposant le meilleur des mondes possibles, une prévision assez habile pour deviner qu'un jour on s'empresserait de déshabiller les *démoniaques*, les sorciers, les possédés, les magiciens, les inspirés, les thaumaturges ; en un mot toute la gente des prestigiateurs pour faire de cette friperie au Magnétisme *animal*, et cela par une coupe géométrique, un habit sans couture ? Et voilà pourtant, Monsieur, ce qui est arrivé, voir plus tôt, si l'on en doute, les deux chefs-d'œuvre magnético-littéraires dont M. Crampon a daigné embellir votre journal. Mais fallait-il, me direz-vous, que ce pauvre Magnétisme allât tout nu ? Non, certainement ; la décence ne le veut pas ; nos mœurs s'y opposent, et d'ailleurs nos lois ne le souffriraient point. J'aurais seulement désiré voir cette beauté moderne habillée à la mode de son temps, c'est-à-dire le milieu du corps étranglé avec forcé rembourrage en dessus et en dessous de la couture ; car, voyez-vous, l'étranglement et le boursouflage sont ce qui convient le mieux à cette CHIMÈRE ; mais pardon, Monsieur le Rédacteur, ne voilà-t-il pas que, sans songer aucunement à mal, je viens de transcrire le mot CHIMÈRE, ce nom de baptême malencontreux que le Magnétisme reçut à sa naissance, au grand mécontentement de tous ses admirateurs. Toutefois, cependant, n'allez pas croire que ce terrible nom lui ait été donné par une de ces mauvaises fées dont les malignes influences sont connues de tout le monde. Les fées, comme l'a démontré M. Crampon, sont le Magnétisme lui-même; et il n'est pas raisonnable de croire qu'il se soit constitué son mauvais génie. Ces méchans parrains, voyez-vous M. le Rédacteur, étaient, pour me servir des expressions *doctes* de M. Crampon, *de ces incrédules qui ne peuvent croire*; aussi mal en arrivéra au Magnétisme; pour peu qu'ils eussent été seulement *de ces incrédules qui croient*, bien certainement qu'ils n'eussent point donné au pauvre et malheureux enfant le nom de CHIMÈRE CONTRAIRE AUX BONNES MOEURS. Que cela nous serve de leçon, M. le Rédacteur; et si un jour il nous arrive de découvrir *quelque fluide vitalisé*, faisons tous nos efforts pour que notre découverte ne soit pas dénommée par *ces incrédules qui ne peuvent croire*, voir même par *des incrédules qui croient*.

Vous voyez pourtant, Monsieur le Rédacteur, que tout ce que je dis ne constitue point de *ces plaisanteries, de ces sarcasmes dont les sots et les ignorans seulement peuvent rire*; loin de moi toute idée d'ironie, voire même de blâme; au contraire, je saisirai cette occasion pour louer grandement M. Crampon de la bonne et heureuse détermination qu'il a prise, en citant de préférence les guérisons opérées par son fluide vitalisé; car des malicieux *disent comme cela* qu'il en eût été tout autrement s'il se fût avisé d'énumérer les maladies rebelles *au fluide Cramponien*, en dépit du Magnétisme et des Magnétiseurs. (1) Ce n'est pas en effet par de tels moyens *qu'on peut détruire des vérités reconnues depuis plusieurs siècles par un grand nombre de premiers genies* dont M. Crampon *se fait honneur de posséder une partie des*

______

(1) Il n'y a pas encore 24 heures que le fluide Cramponien a échoué sur la jambe d'un malade qui malheureusement, au dire du Magnétiseur, avait *le sang blanc.*

connaissances ; car n'allez pas croire que le Magnétiseur dont la modestie ne s'attribue qu'*une partie des connaissances des premiers génies,* fasse aucun cas du grand argument des *incrédules qui, ne croyant point au Magnétisme,* citent continuellement toutes ces attestations recommandables en faveur des revenans, des vampires, des farfadets, des sorciers et de cette foule de guérisons par charmes ou par maléfices qui ont fait dire à Pline : *Nullum tam impudens mendacium est, quod teste careat.* Ne croyez pas que ce Magnétiseur tienne aucun compte de toutes ces douleurs que la moindre distraction guérit à l'instant même ; de ces maux de dents que la crainte enlève à la porte du dentiste ; à l'exemple de tous les SOMNIMAMES, il ne veut pas comprendre que des mouvemens semblables exécutés assez long-temps devant une personne, peuvent guérir une légère douleur par la distraction qu'ils procurent, et provoquer le sommeil par l'ennui qu'ils déterminent. Mais à propos de mouvemens magnétiques, voici venir une critique bien autrement sérieuse ; ne voilà-t-il pas des Magnétiseurs qui vont jusqu'à dire que M. Crampon ne sait pas magnétiser ; que le bout de verre qu'il emploie, la position qu'il prend, l'attitude qu'il donne au patient, et les mouvemens qu'il exécute, ne ressemblent en rien à la saine et véritable pratique dont chacun peut lire la description dans M. Deleuze. En cela, je ne prétends ni blâmer, ni justifier M. Crampon, *non licet inter nos tantas componere lites!* Je lui conseillerai, si c'est une création, une modification de son imaginative, de se procurer bien vite un brevet d'invention et de perfectionnement.

Comme le dispensateur du fluide vitalisé m'a taxé d'être enclin au sarcasme et à la plaisanterie, je n'ose lui demander si cette jambe dont il nous parle avec enthousiasme, cette jambe dont la santé partielle, complète cette belle santé de vingt ans, cette jambe enfin, l'écueil de la Médecine, et le plus beau trophée du Magnétisme, est restée trop courte, c'est-à-dire n'a point été guérie, ou par impuissance du fluide vitalisé, ou par trop faible dose de cet agent réparateur. Vous concevez pourtant M. le Rédacteur, que la solution de cette question serait de la plus grande importance, sous le double rapport des effets et des doses. Et bien encore qu'on daignerait répondre à cette utile question, n'allez pas croire, M. le Rédacteur, que là se borneraient toutes celles que cette jambe peut faire naître ; Oui, Monsieur, il en est mille auxquelles cette jambe peut donner lieu, et celle-ci, par exemple qui n'est pas d'un petit intérêt. M. Crampon qui, sans doute par lucidité, a deviné que l'auteur anonime était doué d'une bonne et forte constitution, lui conseille de se faire Magnétiseur; mais M. Crampon n'a certainement pas réfléchi qu'il faisait lui-même la critique de son fluide vitalisé; car si ce fluide est d'autant meilleur que celui qui l'élabore est fortement constitué, que doit être le fluide qui découle de M. Crampon, lui qui n'ayant ni *la prestance*, ni *le coloris*, ni *l'embonpoint* supposés dans l'anonime, possède en outre cette jambe qu'il a si promptement mise en avant ?

Encore un mot, M. le Rédacteur, et j'aurai fini. Que diront les gens sensés, puisque c'est pour eux seuls que M. Crampon aune, taille, écrit et magnétise, en voyant ce Magnétisme *qui sait tout, qui voit tout, entend tout, est partout*, assez ignorant pour les ramener à la vieille chimie de Macquer, et cela afin de leur persuader qu'ils ont le sang rouillé, et qu'on peut les aimanter comme des boussoles? Que diront les gens sensés, je vous le demande, en lisant dans l'Hermès dont M. Crampon leur recommande la lecture, qu'un Magnétisé a dernièrement senti dans le ventre d'un malade qu'il touchait, un ver solitaire dont *les os, et particulièrement ceux de la tête, qu'on ne voit bien qu'à la loupe, étaient extraordinairement volumineux ?* Que diront-ils, M. le Rédacteur? Ils diront, n'en doutez point, qu'au Magnétisme seul il appartient de voir du *fer dans le sang, des os volumineux dans les vers,* et toutes impertinentes inepties de cette nature.

Ω

De M. Crampon *sur le MAGNÉTISME, en réponse à la lettre
ci-dessus.*

Havre, 11 *octobre* 1827.

Monsieur,

Aprés avoir souffert pendant 30 années d'une maladie que les
premiers Médecins du Havre et de Paris ont, pendant tout ce
tems, considérée incurable; ce n'est qu'au seul Magnétisme que
je dois ma guérison. En 1806, j'eus le bonheur de faire la
connaissance de M. le Marquis de Puységur, qui s'occupait depuis
nombre d'années à guérir par ce procédé; il me conseilla de me
faire magnétiser, et eut même la bonté de me donner une
instruction particulière; ayant suivi ses conseils, je recouvrai la
santé, dont j'étais privé depuis si long-temps. Par suite, je
consultai un grand nombre d'ouvrages sur le Magnétisme, et j'ai
reconnu, depuis 15 à 18 ans, par les expériences que j'ai faites,
sans rétribution, sur plus de 400 personnes, que j'opérais des
guérisons semblables à celles qui sont annoncées dans plusieurs
écrits sur le Magnétisme. Quelques personnes que j'avais guéries
m'ayant engagé, dans l'intérêt de l'humanité, à rendre publiques
des cures que j'ai obtenues, le 29 août et 26 septembre derniers,
je les ai fait insérer dans le Journal maritime du Havre : un
anonyme, que je suppose être docteur, croyant voir ses intérêts
lésés, a trouvé plus facile de répondre par des sarcasmes et des
railleries, que de détruire par le raisonnement les faits que j'ai
avancés, et l'opinion des savans et des médecins que j'ai cités
pour avoir écrit en faveur du Magnétisme, quoique j'aie, par ma
lettre du 26 septembre, annoncé que je ne répondrais au railleur
anonyme que par des certificats de guérison. Les personnalités
lancées contre moi dans le Journal du Havre du 27 septembre,
m'ont décidé à joindre quelques réflexions aux certificats que je
désirais qui fussent relatés dans ledit journal. M. Faure m'ayant

refusé, j'ose espérer que vous voudrez bien, Monsieur, insérer dans un des prochains numéros de votre Journal la lettre et les certificats ci-joints.

J'ai l'honneur d'être avec considération, Monsieur,

Votre très-humble et obéissant serviteur,
CRAMPON.

Monsieur le Rédacteur, comme les mots *fluide vitalisé* et *magnétique*, mentionnés dans ma lettre insérée dans la Feuille maritime du 26 septembre, ont porté l'anonyme à nommer Crampon-*nien* le fluide magnétique, ce qui m'en orgueillirait, si j'en avais fait la découverte; mais j'en laisse l'honneur aux savans qui en ont parlé avant moi, et je l'invite si cette finale en *ien* flatte son oreille, à le nommer encore Platon-*ien*, New-ton-*ien*, Le Cat-*ien*, Puységur-*ien*, Deleuz-*ien*, et Husson-*ien*, ce dernier ayant été rapporteur de la Commission nommée par l'Académie, pour l'examen des cures magnétiques, a dit, le 28 février, lorsqu'il fit son rapport : « *Quoi, Messieurs! parce* » *que notre intelligence ne peut encore expliquer les phénomènes* » *magnétiques, faut-il croire que ceux qui les observent, se* » *trompent et soient dupes? Que ceux qui les font naître et ceux* » *sur lesquels ils se présentent, sont trompés! Non. Parmi les* » *personnes que l'on veut flétrir, il est deux hommes qui font* » *partie de l'élite de la médecine française, et qui, comme vous,* » *jouissent de la considération publique* » M. Georget, également membre de l'Académie, a dit « *Que depuis* 40 *ans le Magnétisme* » *était étudié en France et dans une grande partie de l'Europe,* » *par des hommes instruits qui en proclament la vérité, malgré* » *les traits du ridicule dont on cherche à les accabler; que des* » *savans, des naturalistes, des médecins et des philosophes ont* » *composé les nombreux volumes où sont accumulés les faits* » *qu'on peut aujourd'hui citer en faveur du Magnétisme.* » Ayant nommé les auteurs d'un grand nombre de ces ouvrages cités dans la feuille maritime du 29 août dernier, j'engage l'anonyme, s'il croit ses connaissances plus élevées que celles de Haen Huffand, médecin du roi de Prusse, de Stoffreghen, médecin de l'empereur de Russie et des autres cités, de les convaincre par le raisonnement, que leurs ouvrages, observations et expériences ne sont que le fruit des chimères et des illusions. Mais je crois qu'il finira par faire comme le docteur Dubouchet, rue Montmartre, n° 7, à Paris, lequel a écrit : « *Qu'après* » *avoir hésité pendant long-temps à s'instruire des procédés* » *magnétiques, il avait fini par ouvrir les yeux à la lumière ;* » *qu'en conséquence il invitait ses confrères, exempts de cotterie* » *et de préjugés, à l'imiter, puisqu'il a eu le bonheur de réussir* » *et de guérir, par le Magnétisme, des maladies contre* » *lesquelles tous les remèdes avaient échoué.* »

L'anonyme a trouvé que ma manière de magnétiser n'est pas celle indiquée par M. Deleuze; il devrait savoir qu'il y a eu trois écoles de Magnétisme, reconnues dans les ouvrages de cet auteur; si, de ce que le railleur l'ignore, il tire la conséquence que ma méthode est mauvaise, il se trompe; et pour le convaincre que je ne suis point à mes premières expériences, je crois ne pouvoir mieux faire que de lui donner connaissance de la lettre suivante qui m'a été adressée en 1822.

MONSIEUR ,

« Quoique je n'aie pas l'honneur de vous connaître personnellement, j'ai cependant celui de vous connaître de réputation. Comme Magnétiseur et membre de la société, c'est à ce titre que je prends la liberté de vous écrire, pour obtenir de vos bontés un procédé matériel avec lequel vous augmentez votre force magnétique à volonté, procédé dont vous parlez dans une lettre adressée à un de nos collègues (M. Puységur), en date du Havre, 21 mai 1819, et insérée par extrait, au tome 7, n° 20, p. 139 de la Bibliothèque. Après y avoir rendu compte de plusieurs cures vraiment dignes d'attention, qui font votre éloge, et qui vous ont acquis à jamais l'estime des Magnétiseurs. Vous ajoutez, page 141 :

« Je veux faire part à la société d'un procédé matériel avec
» lequel j'augmente ma puissance magnétique à volonté, comme
» on donne par une armure plus de force à un aimant. »

La générosité que vous voulûtes bien alors montrer envers la société, me porte à croire que vous daignerez en faire part à l'un de ses membres, dont le plus vif désir est celui de soulager l'humanité.

Agréez, je vous prie, à l'avance, etc., etc., etc.

Le chevalier BRICE,
Ingénieur-géographe, membre de plusieurs sociétés savantes.

Nota. Il paraît déplaire au critique que la nature m'ait favorisé à acquérir des connaissances sur le Magnétisme (considéré anciennement comme magie); je remercie le ciel de cette faveur, quand je vois le savoir du railleur au-dessous de celles qu'il devrait posséder.

CERTIFICATS.

Moi DUFILS, de la commune d'Istérique, certifie avoir été attaqué en 1819 jusqu'en 1826, d'une maladie de nerfs sur les reins, les cuisses et les jambes, avec des douleurs extrêmes qui m'ont souvent réduit à ne pouvoir marcher ni travailler. J'ai pris, pendant ce temps, nombre de remèdes qui m'étaient ordonnés par plusieurs médecins du pays, et par M. Nakard, médecin à Paris, sans avoir obtenu de guérison. Ayant appris que plusieurs personnes du pays avaient été guéries par M. Crampon, du Havre, je me rendis chez lui le 5 février 1826. Après que je lui eus expliqué ma maladie, il me dit qu'il croyait pouvoir me guérir si je restais le temps nécessaire, mais qu'il ne le pouvait en un jour; qu'il allait essayer s'il ne pourrait point calmer mes douleurs. Après m'avoir touché environ une demi-heure, elles disparurent en partie, comme si on me les eût enlevées avec la main; ayant recommencé le lendemain, elles disparurent entièrement, et n'ont pas reparu depuis cette époque : ce que j'atteste être l'exacte vérité.

Istérique, 3 avril 1827.

Signé Etienne DUFILS.

Vu par nous, maire de la commune d'Istérique, pour servir de légalisation à la signature du sieur Dufils, et attestons, en outre, qu'il a été attaqué et cruellement travaillé, pendant cinq à six années, d'une maladie de nerfs qui, depuis un an, est totalement guérie.

A Istérique, 3 avril 1827.

Signé N. LE FRANÇOIS, Maire.

(Avec le cachet de la commune.)

Puis ont signé Grenoul, Pierre Heranbourg, Léonard, Pisquel, Theroulelé, qui avaient eu connaissance de sa maladie et de sa guérison.

Je soussigné, certifie que le 16 août je fus tourmenté d'un rhumatisme violent qui m'obligeait de porter mon bras gauche suspendu dans ma redingotte; que M. Crampon, que je connaissais point alors, étant informé de ma douleur, me proposa de me la faire passer sur-le-champ, ce que j'acceptai avec plaisir; que M. Crampon me magnétisa cette partie douloureuse, que j'eus aussitôt libre et sans douleur, ayant, pendant l'opération, senti le mal descendre au coude, et de là totalement éteint, et depuis ce moment, je ne l'ai plus ressenti. Je délivre ce certificat pour, au besoin, servir à M. Crampon. —

Havre, 30 août 1827.

Signé VENARD,
Capitaine du George-et-Albert.

Moi Chameton, rue Chevalière, n° 7, certifie être atteint de douleurs, depuis environ sept ans, dans la cuisse droite, à partir de la hanche au-dessous du genou, et depuis un moi dans la jambe gauche, depuis le genou jusqu'au pied. Ayant entendu dire à plusieurs personnes qu'elles avaient été guéries par M. Crampon, je me suis présenté chez lui le 27 septembre, et après qu'il eut employé son procédé, les douleurs du côté droit diminuèrent d'1/4, et celles du côté gauche de 4/7, ayant recommencé son procédé le 29, les douleurs du côté gauche sont entièrement disparües, et celles de la droite diminuées de moitié; et aujourd'hui 1er octobre, mes douleurs du côté droit sont diminuées de 5/8.

Havre, 1er octobre 1827.

CHAMETON.

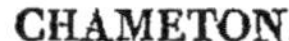

Si des guérisons aussi promptes sont obtenues par l'imagination et l'illusion, on doit convenir que cette manière de guérir est agréable, puisqu'elle évite le dégoût des remèdes.

Je certifie les certificats ci-dessus conformes aux originaux.

Havre, 11 *octobre* 1827.

CRAMPON.

NOTE

Des Auteurs anciens et modernes qui ont écrit en faveur du
Magnétisme.

Aristote, Aureoles, Acticus, Arndt, Azaïs, Bulgarius, Bacon, Borel, Bombast, Bugrave, Bartolin, Boyle-Robert, Barot, Brosse, Buldowins, Baspt, Bergasse, Bertrand, Coclenius, Campanella, Cabes, Caffarel, Cassener, Dixseoride, Dolé, Deuman, Digby, Darcher, Daubuson, Deslon, Deleuze, Dupotet, Dubouchet, Clollius, Creatrakes, Flud-Robert, Formey, Foissac, Gollius, Galien, Gmelin, Court-de-Géblin, Haïn, Herbier, Hauffman, Hamel, médecin de l'empereur du Russie; Huffland, médecin du roi de Prusse; Kircher, Kluge, Koerber, Klarich, Loyel, Libavius, Loyues, Livarde, Lichtensdoedt, médecin de l'empereur de Russie; Mycius, Maxwell, Mesmer, Malffati, médecin de l'empereur d'Autriche; le Magnétisme, qui était prohibé, fut permis en 1816, d'après les expériences qui furent faites à Vienne, en présence d'augustes personnages; Naudé, médecin de Louis XIII; Opert, Platon, Pythagore, Porta, J.-B. Paracelse; Panin, comte et ambassadeur anglais à St-Pétersbourg; Peltier-Daunag, comte; Raltrai, Reiss, professeur de Chimie à Moscou; Redern, Serapion, Santa, Salh, Sennert, Stoffregen, Semons, Théophraté, Tentilius, Terrutien, Tatiocot, Thirial, Vanhelmont, Virdig, Wienhold, Wolfart, professseur et directeur d'un hospice, à Berlin, *où il traitait depuis plus de 20 ans les maladies par le Magnétisme.* Vilkens, Vanhonlens, Weber, Winger.

Nota. Tous ces auteurs sont cités dans la bibliothèque magnétique, et grand nombre reconnus dans la bibliographie universelle, comme faisant partie des hommes célèbres par leur découverte.

Qui était destinée à faire suite aux articles publiés sur le Magné- tisme, mais que la clôture de la discussion n'a pas permis d'insérer.

MONSIEUR LE RÉDACTEUR,

Rusticus, abnormis sapiens, cassáque Minervâ

HOR.

Puisque la discussion continue sur le Magnétisme animal, me sera-t-il permis, à moi, quoique nullement sciencé, d'aventurer un mot.

D'abord, en lisant dans votre feuille ces différens articles sur une chose aussi savante, ma curiosité, vivement piquée, m'a fait recourir aux auteurs de renom qui ont traité de la matière. Le premier est M. Deleuze, le second est M. Chastenet de Puységur, dont tout l'effort d'esprit consiste à faire une physique de son Magnétisme, au point qu'il le fait pour ainsi dire toucher au doigt. Je sais gré à celui-ci de tous ses soins, de chercher à rendre palpable une chose qui ne l'est guère, qui de sa nature existe par-delà le dernier terme de la pulvérulence, et se refuse à toute espèce d'analyse et de décomposition, si toutefois le Magnétisme animal n'est qu'une fine poussière jetée dans nos yeux pour nous endormir, ou pour nous tromper, si par hasard ces Messieurs étaient des charlatans. Quoiqu'il en soit, poursuivant à outrance son système du parallèle entre le fluide électrique et le fluide magnétique, on prendrait l'un pour l'autre, tant la ressemblance est frappante, tant ils ont l'air de deux frères jumeaux; cependant il n'a pu vaincre cette différence, qui renaît sans cesse sous les efforts attachés à la faire disparaître, c'est que si l'un est propre à endormir l'autre est propre à réveiller; si l'un vous berce, l'autre vous secoue. Il n'y a qu'à un haut degré d'intensité que les deux fluides se rejoignent dans la similitude de leurs effets par leur puissance mortelle. Le premier indolent vous fait cesser de vivre à l'instar de l'opium, en vous glissant hors de la vie; le second brutal comme la foudre, vous en déporte subitement : toujours est-i que cela aboutit de la même manière.

Ensuite le parallelliste vient à d'autres parties de la physique, en regard desquelles il fait cheminer d'autres parties du Magnétisme: tout cela est mû, conduit si habilement, et marche si bien de front qu'il y a lieu d'admirer. C'est au Magnétisme *terrestre* mis face à face avec le Magnétisme *animal* que l'auteur triomphe: car l'analogie est telle que les deux choses se confondent dans l'identité, finissant ainsi comme à la comédie; c'est-à-dire par un mariage. Ensuite il passe en revue quelques-unes de nos facultés intellectuelles pour les soumettre chacune à la même épreuve, malheureusement il n'en sort rien. Le passage sur l'instinct est le seul recommandable; puis il finit à l'imagination; l'imagination! Cette grande magicienne dans la poësie; mais dans le Magnétisme, véritable sorcière, à qui seule appartient l'empire. Nous le dirons avec regret, ici l'auteur tombe au-dessous de *zéro*. Au lieu de nous faire voir cette admirable faculté, dont le pouvoir est immense sur les autres facultés, s'allumant aux impressions élémentaires des sens, attirant à elle par des affinités puissantes, tout ce qui peut servir à l'embrasement de son foyer, et jetant un éclat, une lumière éblouissante, il ne nous en montre que la fumée, *fumum ex fulgore*, oubliant de la rattacher à la *lucidité*, dont elle est sans doute une cause des plus puissantes.

Pour ce qui regarde M. Deleuze, son livre est le pays des merveilles; et cependant c'est une histoire critique : Qui dit critique, dit censeur jusqu'a un certain point, c'est-à-dire, homme qui retranche, qui élague, qui réduit enfin les choses à leur juste valeur. Mais si l'on en juge par ce qui reste et subsiste dans son livre, quelles autres merveilles doivent briller chez les auteurs primitifs dont il compulse les travaux ou plutôt les rêves! Là il doit y avoir miracles sur miracles jusqu'au ciel, *ad sidera*. Jamais homme du monde, par conséquent incrédule, ne pourrait y atteindre, s'il n'y est porté sur les ailes de la foi. Il y a ici sans doute des illusions, des charmes forcenés de quoi en repaître les esprits pour plus d'un siècle. M. Deleuze a donc sagement agi dans l'intérêt de la nouvelle doctrine, de la réduire autant que possible à nos menues proportions, de la mettre à la portée des esprits neufs, et encore à cet égard au berceau. Que de choses passent sous la plume du critique! C'est une pluralité de systèmes désordonnés, s'entre-heurtant, se brisant les uns contre les autres avec un fracas épouvantable, et cela sur un terrain où jamais la raison n'a mis le pied.

D'un autre côté le monde est bien singulier aussi, il ne veut admettre que du possible, et tout-à-fait du ressort de sa sphère habituelle, que des choses horizontalement vraies et visibles à sa hauteur; hors de là, tout est noir ou tout est bleu: c'est l'enfer ou le firmament. Il devrait savoir que l'objet de la science est de voir plus *gros* ou plus *fin* que lui, que la mission des savans est de pousser leurs recherches dans les extrémités, dans les coins et recoins de la nature, d'y faire des conquêtes, précisément pour agrandir le séjour où ce monde médisant est tapi. Ainsi, tandis que les uns vont se grandissant pour embrasser ces globes immenses qui roulent sur nos têtes, d'autres par un élan contraire, s'amoindrissent, plongent pour saisir la nature dans l'extrémité opposée de l'échelle, descendant ainsi jusqu'à l'infiniment petit, voisin des portes du néant. Il est donc inévitable qu'on ne rapporte de ces contrées lointaines que des choses surprenantes, mais qui malheureusement deviennent l'objet des railleries, des sarcasmes de la foule toujours coutumière, aux yeux de laquelle, ce qui est nouveau est nécessairement ridicule.

Eh bien! les Magnétiseurs me paraissent des gens qui sont descendus plus avant dans les *fouilles* de la science, qui ont armé leurs yeux de grosses loupes, et qui ont vu ce qui avait échappé à d'autres loupes. S'ils en rapportent une découverte précieuse, à laquelle on croit peu, parce qu'elle est de toute invisibilité à l'œil nu du commun des mortels, est-ce la faute de la vérité? Or, il faut savoir que la loupe des Magné-tiseurs, c'est la foi, la *foi*, sans laquelle on ne voit rien.

Je crois personnellement à la réalité du Magnétisme, à la *matière première*, *(le fluide)* qui est pour moi une espèce de dogme, sans toutefois le confondre avec les miracles, ni avec cette prétendue morale des phénomènes, arrangée par la congrégation des Magnétiseurs, secte nouvelle qui, tenant dans ses mains, le remède à tous les genres de maux, vient vous offrir le salut avec tout le débarras des expédiens médicaux et chirurgicaux.

Je rends justice à M. C......, qui me paraît un Magnétiseur du premier ordre, et digne d'occuper une place dans le grand concile des mesmériens. Les preuves présentées, accumulées par lui, et dont il fait un rempart contre les incrédules, sont tout ce qu'il est possible de faire. Témoignages historiques depuis la plus haute antiquité jusqu'à nos jours, démonstrations évidentes de sa doctrine, faits qui lui sont personnels et appuyés des certificats les plus probans, enfin cri de reconnaissance de la part de ceux qu'il a secourus, jamais l'incrédulité ne s'est vue plus condamnée au silence; car le triomphe de celle-ci consisterait à renverser tous ces obstacles, et elle ne le pourrait qu'en apportant de son côté les preuves du contraire, la démonstration à l'*impossible*.

Cependant je dirai entre nous, comme si c'était en plein consistoire, qu'il y a difficulté pour moi de voir des Magnétiseurs dans Platon, Pythagore, Epicure; ce dernier surtout qui s'est plus occupé de la physique, et dont la doctrine est célébrée, immortalisée par les beaux vers de Lucrèce. Je veux bien que Mesmer soit le Messie de l'agent universel; mais je ne saurais voir tout au plus dans Platon, Pythagore, Epicure et autres de l'antiquité, que de simples prophètes, uniquement inspirés par la présence du fluide vitalisé dont la révélation devait se faire attendre. Ainsi pour ceux là le petit et le grand courant n'avaient pu être aperçu, ni même soupçonné, encore moins le somnambulisme qui ne s'est montré que très-tard.

Il ne faut pas que la *Magnético-manie* montre partout des Magnétiseurs, comme dans Moïse, dans les prêtres égyptiens, les mages d'Orient, les apôtres eux-mêmes. Ce serait aller trop loin.

Ne nous fions pas trop non plus à la vieille chimie de *Macquerre*, de peur de compromettre le Magnétisme lui-même ; car si la chimie moderne nous démontre que le sang ne recèle pas des mines de *fer*, *de cuivre* ou *de zinc*, que notre substance animale ne contient point de *métaux*, il s'en suivrait que le Magnétisme serait en défaut, puisqu'il n'agirait pas sur l'économie humaine par le moyen de l'aimantation de ce fer qui, soi-disant, circule avec le sang, ainsi que l'indique notre célèbre *opérateur*, M. C...

Je le sais, les systèmes peuvent mener sur la voie de la vérité mais à force d'en tramer, on finit par s'embarrasser dans ses propres filets. Voulez-vous terrasser un incrédule, faites lui grâce de tout merveilleux, autrement il se câbrera ; présentez lui les faits et les procédés, dégagés de tout appareil scientifique, alors vous en viendrez à bout, vous le rendrez incertain, chancelant, et en le conduisant pas à pas, il finira par reconnaître un résultat qui sera pourtant un phénomène, mais auquel il aurait refusé de croire, si l'on avait commencé par la fin.

FIN.

TABLE.

www.ingramcontent.com/pod-product-compliance
Ingram Content Group UK Ltd.
Pitfield, Milton Keynes, MK11 3LW, UK
UKHW020934120726
13693UKWH00003B/1319